全国高等职业教育护理专业教材

护理学导论
Introduction to Nursing

主　编　张凤萍

副主编　高红新　马国平

编　委（按姓氏拼音排序）

高红新（淄博职业学院）	司继娟（淄博职业学院）
郭　娟（菏泽医学专科学校）	王兴英（辽源职业技术学院医药分院）
姜丽焱（辽源职业技术学院医药分院）	张凤萍（辽源职业技术学院医药分院）
马国平（菏泽医学专科学校）	周杨平（辽源职业技术学院医药分院）

北京大学医学出版社

HULIXUE DAOLUN

图书在版编目（CIP）数据

护理学导论 / 张凤萍主编. —北京：北京大学医学出版社，2013.6（2022.1 重印）
全国高等职业教育护理专业教材
ISBN 978-7-5659-0565-0

Ⅰ. ①护… Ⅱ. ①张… Ⅲ. ①护理学－高等职业教育－教材 Ⅳ. ① R47

中国版本图书馆 CIP 数据核字（2013）第 062697 号

护理学导论

主　　编：	张凤萍
出版发行：	北京大学医学出版社
地　　址：	（100191）北京市海淀区学院路 38 号　北京大学医学部院内
电　　话：	发行部 010-82802230；图书邮购 010-82802495
网　　址：	http://www.pumpress.com.cn
E-mail：	booksale@bjmu.edu.cn
印　　刷：	北京市荣盛彩色印刷有限公司
经　　销：	新华书店
责任编辑：	靳新强　　责任校对：金彤文　　责任印制：罗德刚
开　　本：	787 mm×1092 mm　1/16　　印张：8.5　　字数：208 千字
版　　次：	2013 年 6 月第 1 版　2022 年 1 月第 7 次印刷
书　　号：	ISBN 978-7-5659-0565-0
定　　价：	16.00 元

版权所有，违者必究
（凡属质量问题请与本社发行部联系退换）

全国高等职业教育护理专业教材编审委员会

学 术 顾 问　郑修霞

主 任 委 员　肖纯凌　沈阳医学院　　　　　　　　　院长

副主任委员（按姓氏笔画排序）

　　　　　　孔晓霞　菏泽医学专科学校　　　　　　　副校长
　　　　　　任云青　山西医科大学汾阳学院　　　　　副院长
　　　　　　向　宇　仙桃职业学院医学院　　　　　　院长
　　　　　　孙　宁　宁夏师范学院医学院　　　　　　院长
　　　　　　纪　霖　辽源职业技术学院医药分院　　　院长
　　　　　　李正直　宁夏医科大学　　　　　　　　　副校长
　　　　　　李洪亮　黑龙江农垦职业学院　　　　　　副院长
　　　　　　战文翔　山东中医药高等专科学校　　　　副校长
　　　　　　耿　杰　淄博职业学院护理学院　　　　　院长

委　　　员（按姓氏笔画排序）

　　　　　　于淑霞　王　杰　王　雁　王凤荣　王克志
　　　　　　王炜振　王效杰　田　健　乔海兵　刘观昌
　　　　　　刘桂萍　齐云飞　李　玲　李　琳　李晓琳
　　　　　　吴晓露　宋维芳　汪晓静　张　庆　张　忠
　　　　　　张　勇　张凤萍　张炳盛　张翠华　陆予云
　　　　　　陈宝琅　陈艳东　陈焕芬　邵爱玉　郑友凡
　　　　　　袁志勇　倪月秋　高占玲　郭　宏　唐慧玲
　　　　　　鹿瑞云　景汇泉　鲁春光　谢明夫　潘永忠

序

护理工作是医疗卫生工作的一个重要组成部分，护理事业健康发展关系到人民群众的健康和生命安全。随着医学模式的转变，对护理工作和护理人员的要求越来越高。近年来国家陆续发布了《国家中长期教育改革和发展规划纲要（2010—2020年）》《关于全面提高高等职业教育教学质量的若干意见》以及新的《全国护士执业资格考试大纲》等文件，对高等职业教育护理专业教学提出了更高要求，教材建设也相应地面临新的考验。护理高等职业教育在为我国培养护理人才、提高人民健康水平中，发挥着极其重要的作用，如何发展护理高等职业教育已成为护理教育领域关注的首要问题。因此，只有不断更新观念，深化改革，抓住机遇，才能迎接新的挑战，使护理高等职业教育不断发展。

《教育部关于加强高职高专教育人才培养工作的意见》中指出：大力发展高等职业教育，培养和造就适应生产建设、管理、服务和技术第一线的高等技术应用型人才，客观上要求必须高度重视高等职业教育的教材改革和建设。本套教材正是为了适应新时期医学护理教育发展趋势，满足高等职业护理教育工作者和广大护理专业学生的需要而编写的。教材结合高等职业教育护理人才培养目标，内容与时俱进，充分体现护理特色，强调基础知识与基本技能并重，突出适用性、科学性、新颖性，体现"整体护理"和以"人"为中心的护理理念，引导学生自主学习。教材注重专业核心能力培养，与执业护士资格考试和护理实践紧密结合，紧跟临床护理的发展方向，加入"考点"、"案例"、"知识链接"等，具有很好的实用性。本套教材涵盖基础课教材七部：《人体解剖学》《组织学与胚胎学》《生物化学》《生理学》《病理学与病理生理学》《护理药理学》《病原生物学与免疫学》；专业课教材十六部：《基础护理学》《健康评估》《内科护理学》《外科护理学》《妇产科护理学》《儿科护理学》《急救护理学》《精神科护理学》《护理心理学》《护理学导论》《护理管理学》《中医护理学》《护理礼仪与人际沟通》《老年护理学》《社区护理学》《护理伦理学》。教材形式包括主教材、配套教材、多媒体课件。教材编写淡化学科意识，强化专业理念，注重体现医学人文教育理念，以促进学生素质的全面提高。在客观上，本套教材反映了当今护理学领域的新理论、新技术和新进展，拓展了护理教育的视野。

本套教材以专业培养目标为导向，以职业技能教育为根本，满足学科需要、教学需要、社会需要，既可以作为医学院校高等职业教育护理专业的教材，也可以作为临床医护人员了解和掌握护理问题的参考书。教材的编写得到全国多所医学院校领导及广大教育工作者大力支持和帮助，百余位奋斗在教学、科研和临床一线的学者专家，群策群力，同心同德，汇集各自的智慧和心血，阐述护理专业知识，介绍学科最新进展，汇编成本套教材，在此表示由衷感谢。

由于水平所限，整套教材编写难免存在提法不当和不足之处，诚挚期待医学教育界同仁和广大读者予以批评指正。

前　言

　　本教材的编写是以高职高专护理人才培养为指导思想，紧扣护士执业资格考试大纲，以学生的职业技能培养为目标，供高职高专护理专业教学使用。

　　本教材可以帮助学生全面了解护理专业的理论体系及学科框架，是护理专业学生学习护理专业的启蒙课程。本教材通过对护理学相关理论、护理的工作理念、思维方法、基本技能及技巧的介绍，为学生学习其他护理专业课程奠定坚实的理论基础和基本的专业技能。

　　本教材的编写充分考虑到高职高专学生的学习特点，并着眼于提高学生的学习兴趣和积极性，共选取了10章内容，按照健康与环境、人的成长与发展、人的基本需要、压力与适应、评判性思维与循证护理排序，与学生自身的成长、生活、学习密切相关，便于教师启发式教学；在此基础上逐步导出护理程序这一护理工作方法，便于学生接受；人际沟通与健康教育、多元文化与护理、护理工作中的伦理与法律可以帮助学生更好地适应临床护理工作；每一章节中都加入案例，将枯燥的理论融入生活实际，培养学生分析问题和解决问题的能力，也便于学生自学。

　　本教材在编写过程中得到相关院校领导及各位编者的鼎力支持，在此表示由衷的感谢。由于编写能力和水平有限，难免有纰漏，敬请各位老师和护理同仁指正。

编者

目 录

第一章　绪论 ………………………………… 1
　第一节　护理学的发展史 …………………… 1
　　一、西方护理学的形成与发展过程 … 1
　　二、中国护理学的发展简史 ………… 4
　第二节　护理学的概念、内容及任务 …… 5
　　一、护理的概念 ……………………… 5
　　二、护理学的概念及内容 …………… 7
　　三、护理学的任务 …………………… 8
　　四、护理专业的特征 ………………… 8
　第三节　护理工作方法 ……………………… 9
　　一、个案护理 ………………………… 9
　　二、功能制护理 ……………………… 9
　　三、小组护理 ………………………… 9
　　四、责任制护理 ……………………… 9
　　五、综合护理 ………………………… 10
　第四节　护士的素质 ………………………… 10
　　一、素质的概念 ……………………… 10
　　二、护士素质的基本内容 …………… 11

第二章　健康与疾病 ………………………… 13
　第一节　健康 ………………………………… 13
　　一、概念 ……………………………… 13
　　二、影响健康的因素 ………………… 14
　　三、亚健康状态及影响因素 ………… 15
　第二节　疾病 ………………………………… 16
　　一、概念 ……………………………… 16
　　二、疾病发生的原因 ………………… 16
　　三、疾病的影响 ……………………… 17
　　四、疾病与健康的关系 ……………… 18
　　五、预防疾病的措施 ………………… 18
　第三节　健康促进与护理 …………………… 19
　　一、健康促进的概念 ………………… 19
　　二、健康促进的策略 ………………… 19

　　三、护理人员在健康促进中的作用 … 20

第三章　人的成长与发展 …………………… 22
　第一节　成长与发展的概述 ………………… 22
　　一、成长与发展的相关概念 ………… 22
　　二、成长与发展的基本内容 ………… 23
　　三、成长与发展的基本规律 ………… 23
　　四、成长与发展的影响因素 ………… 24
　第二节　成长与发展的相关理论 …………… 24
　　一、弗洛伊德的性心理发展学说 …… 24
　　二、皮亚杰的认知发展理论 ………… 26
　　三、成长与发展理论在护理中的应用… 27

第四章　人的基本需要 ……………………… 30
　第一节　概述 ………………………………… 30
　　一、需要的概念 ……………………… 30
　　二、需要的分类 ……………………… 31
　　三、影响需要满足的因素 …………… 31
　第二节　与需要相关的理论 ………………… 32
　　一、马斯洛的人类的基本需要层次论… 33
　　二、凯利希的人类的基本需要层次论… 35
　　三、需要理论在护理中的应用 ……… 35

第五章　压力与适应 ………………………… 38
　第一节　概述 ………………………………… 38
　　一、压力的概念 ……………………… 38
　　二、压力源的概念 …………………… 39
　　三、压力对健康的影响 ……………… 40
　第二节　与压力有关的理论 ………………… 40
　　一、塞利的压力与适应理论 ………… 40
　　二、霍姆斯和拉赫的生活变化与疾病
　　　　学说 ……………………………… 41
　第三节　个体对压力的适应 ………………… 42
　　一、适应的概念 ……………………… 42
　　二、适应的层次 ……………………… 42

三、压力理论在护理中的应用 …… 42

第六章 评判性思维与循证护理 …… 46
第一节 评判性思维 …… 46
一、评判性思维的概念 …… 46
二、评判性思维的特点 …… 47
三、评判性思维在护理中的应用 … 48
第二节 循证护理 …… 51
一、循证护理的相关概念 …… 51
二、循证护理的发展 …… 52
三、循证护理实施步骤 …… 53
四、循证护理的意义 …… 54

第七章 护理程序 …… 57
第一节 概述 …… 57
一、护理程序的概念 …… 57
二、护理程序发展简史 …… 58
三、护理程序的相关理论 …… 58
四、护理程序的特点 …… 58
五、护理程序对护理实践的指导意义 … 59
第二节 护理评估 …… 60
一、护理评估的概念 …… 60
二、评估的内容和方法 …… 60
三、护理评估的步骤 …… 61
第三节 护理诊断 …… 64
一、护理诊断的概念 …… 64
二、护理诊断的组成 …… 64
三、护理诊断的分类 …… 65
四、护理诊断的形成 …… 66
五、护理诊断与医疗诊断的区别 … 66
六、书写护理诊断的注意事项 …… 67
第四节 护理计划 …… 68
一、排列护理诊断顺序 …… 68
二、确定预期目标 …… 68
三、制订护理措施 …… 69
四、护理计划的书写 …… 70
第五节 护理实施 …… 71
一、实施的过程 …… 72
二、实施过程中的注意事项 …… 73
第六节 护理评价 …… 74
一、护理评价的内容和方式 …… 74

二、评价过程 …… 74

第八章 护理工作中的人际沟通与健康教育 …… 77
第一节 护理工作中的人际沟通 …… 77
一、人际沟通概述 …… 77
二、护理工作中的人际关系 …… 80
三、护理工作中常用的沟通技巧 … 82
第二节 健康教育 …… 84
一、健康教育的概念 …… 84
二、健康教育的目的和意义 …… 84
三、健康教育的程序 …… 85
四、健康教育的方法 …… 85

第九章 多元文化与护理 …… 87
第一节 文化概述 …… 87
一、文化 …… 87
二、文化休克 …… 91
第二节 雷宁格的跨文化护理理论 …… 94
一、跨文化护理理论的相关概念 … 95
二、跨文化护理模式 …… 95
第三节 多元文化与护理 …… 98
一、多元文化背景对护理的影响 … 98
二、跨文化护理的实施 …… 99
三、注意价值观念上的差异 …… 101

第十章 护理工作中的伦理与法律 …… 102
第一节 护理与伦理 …… 102
一、概述 …… 102
二、护士的权利与义务 …… 103
三、病人的权利与义务 …… 104
第二节 护理工作中的法律法规 …… 106
一、概述 …… 107
二、护理立法 …… 108
三、护士条例 …… 109
四、医疗事故处理法律制度 …… 109

附录一 护士条例 …… 112
第一章 总则 …… 112
第二章 执业注册 …… 112
第三章 权利和义务 …… 113
第四章 医疗卫生机构的职责 …… 114
第五章 法律责任 …… 114

第六章　附则 …………………… 115
附录二　《护理学导论》教学大纲 ……… 117
　一、课程的类别、性质、目的与
　　　任务 ………………………… 117
　二、教学内容 …………………… 117
　三、说明 ………………………… 120
参考文献 ………………………… 121

第一章 绪 论

学习目标

1. 归纳护理学的发展历程。
2. 熟记南丁格尔对护理事业的贡献。
3. 比较不同时期护理的概念。
4. 说出护理学的概念、内容及任务。
5. 知道护理工作方式。
6. 明确护士应具备的素质。
7. 护理学的发展史。

第一节 护理学的发展史

案例

脑梗死后偏瘫在床的老年患者，住在老年公寓，一日，老年公寓服务人员为该患者喂饭后不久，老人即出现窒息症状，老年公寓立即将其送往当地医院抢救，半小时后，刘某死亡。医院证明显示，导致死亡的直接原因为窒息。

思考：请分析此案例是否与护理有关？

护理学的形成和发展与人类的文明及健康息息相关。在漫长的历史演变过程中，科学的不断进步和健康需求的不断变化深刻地影响着护理实践。了解护理学的历史渊源，可以使护士加深对护理学本质的认识和理解，更好地为人类健康服务。

一、西方护理学的形成与发展过程

自从有了人类就有了生、老、病、死的问题，人类为了减轻痛苦、维护健康而对护理产生了需求，护理学的形成和发展可以分为以下几个阶段：人类早期的护理、中世纪的护理、文艺复兴时期与宗教改革时期的护理、现代护理的诞生。

（一）古代护理的形成

1. 公元前后的护理　这一时期医药护不分，由医师一人担任，这种情形持续了数千年。在四大文明古国之一的埃及，有了对王室尸体的防腐保存法，即木乃伊的制作。同时有了对伤口进行包扎、止血、催吐、灌肠等护理技术。而希腊的著名医学之父希波克拉底则破除迷信，将医学引入科学发展的轨道，他创造了"体液学说"，发明了冷热敷法，并主张以观察、诊断、记录等方法探求病因。罗马人除创造了独特的医学体系外，还非常注意环境、个人卫生及人的保健，修建浴室及大型体育场所，可以看做是预防疾病及促进健康的早期阶段。印度是一个以佛教为主体的国家，早期的医疗及护理都带有神秘的宗教色彩，以巫术及魔术为主要治疗及护理手段。《吠陀 The Vedas》中记录了道德及医疗行为的准则，注意公共卫生设备、良好卫生习惯的养成，并记录了医药、外科及预防疾病等方面的内容。

2. 公元初期的护理　自基督教兴起后，教会开始对医护产生一千多年的影响，这一时期没有真正意义上的护理。从事护理工作的主要是修女。她们没有受过正规的护理训练，只是出于宗教的博爱与济世宗旨护理病人。当时在基督教会的赞助下建立了许多医院、救济院、孤儿院、老人院等慈善机构。公元400年，基督教会的 Phoebe 组织修女建立了护理团体，从事护理工作，随后又有一些护理团体成立，是护理组织化、社会化的开端。

3. 中世纪的护理　此时期的护理发展主要以宗教和战争为主题。当时护理的重点是改变采光、通风及空间安排等医疗环境，同时也重视护理人员的训练、护理技术的发展、在岗教育、对服务对象的关怀、工作划分等方面，但护理培训及实践很不正规。在战争之外的欧洲各国，普遍建立了医院，多数医院由教会控制，护理工作主要由修女承担。

4. 文艺复兴时期　这一时期的护理停留在中世纪的状态，受重男轻女、宗教革命及工业革命的影响，护理事业落入了长达200年的黑暗时期。当时妇女得不到良好的教育，同时宗教改革使得修女不能留在医院和医疗场所照顾病人，护理工作主要由贫困人家的妇女担任，没有经过培训，缺乏工作热情及爱心，服务态度恶劣，护理事业陷入了瘫痪的状态。

（二）现代护理学的诞生及发展历程

19世纪中后期，随着科学的发展，欧洲相继开设了一些护士培训班，护理的质量及地位有了一定的提高。1836年，德国牧师西奥多·弗里德尔（Fliedner）在斯瓦茨建立了世界上第一个较为正规的护士培训班，南丁格尔曾就读于此。现代护理学的发展主要是从南丁格尔时代开始的。

1. 南丁格尔时期　19世纪中叶，南丁格尔首创了科学的护理专业，使护理学逐步走上了科学的发展轨道及正规的教育渠道。国际上称这个时期为南丁格尔时期（Nightingale period），这是护理学发展的一个重要转折点，也是现代护理学的开始。

南丁格尔1820年5月12日出生于意大利的佛罗伦萨。她出身名门，从小受到良好的教育。精通英、法、德、意、希腊及拉丁语，并擅长数理统计。为了让自己的生活更有意义，她不顾家庭的阻挠和社会舆论的压力，毅然决定去做护士。

1850年，她只身去德国参加护士训练班。1853年，她又去法国学习护理组织工作，回国后被任命为伦敦妇女医院的院长。

1854—1856年，克里米亚战争爆发，南丁格尔率领38名护士到前线救护伤员。她不惜用自己的积蓄为医院添置药物和医疗设备，改善了战地医院的环境及条件，并改变了医院的组织结构，设法改善伤病员的伙食，为士兵创造恢复的环境，由于她们出色的工作，使伤病员的病死率由42%下降到2.2%。她被士兵称为"提灯女神""克里米亚天使"。

南丁格尔在几十年的护理实践中对护理发展做出了突出贡献，主要有以下几个方面：①她为护理向正规的科学化方向发展提供了基础，她认为护理是一门艺术，有其组织性、务实性及科学性。她确定了护理学的概念、护士的任务，提出了公共卫生的护理思想，并发展了自己独特的护理环境学说。②著书立说，阐述其基本护理思想，南丁格尔撰写的"医院札记"及"护理札记"，阐述了她对改革医院管理及建筑方面的构思、意见和建议以及环境、个人卫生、饮食等对服务对象的影响。这两本书多年来被视为各国护士必读的经典之作。③致力于创办护士学校：1860年她在英国的圣多马医院开办了第一所护士学校，确立了护理作为一门科学的职业的办学宗旨，采用了新的教育体制及方法来培养护士。为正规的护理教育奠定了基础。④创立了一整套护理制度：她提出要采用系统化的管理方式进行管理；要求护理人员必须受过专门的培训。要求每个医院必须设立护理部，由护理部主任来管理护理工作。提高了护理工作效率及质量。⑤其他方面：强调护理伦理及人道主义的护理观念，要求一视同仁，开始注重护理人员的训练及资历要求。

为了表彰南丁格尔对护理事业的突出贡献，国际护士会将每年的5月12日定为护士节，并成立了南丁格尔国际护士基金会，此基金会主要为各国的优秀护士提供继续学习的奖学金。在南丁格尔逝世后第二年，国际红十字会正式确定颁发南丁格尔奖，这是国际护士的最高奖项。我国从1983年开始参加第29届南丁格尔奖的评学活动，至2011年已有62人获奖。

考点： 南丁格尔对护理学的贡献

知识链接

南丁格尔誓词：
余谨以至诚，
　于上帝及公众面前宣誓：
　　终身纯洁，忠贞职守，
　　尽力提高护理之标准；
　　勿为有损之事，
　　勿取服或故用有害之药；
　　慎守病人家务及秘密，
　　竭诚协助医生之诊治，
　　务谋病者之福利。
　谨誓！

2. 现代护理的发展历程

(1) 建立完善的护理教育体制：自1860年后，欧美许多国家相继出现了南丁格尔式的护士学校。如在美国，1901年约翰霍普金斯大学开设了专门的护理课程。1924年耶鲁大学首先成立护理学院。并于1929年开设硕士学位。1964年加州大学开设了第一个护理博士学位课程。在此期间，世界其他国家及地区也创建了许多护士学校及护理学院。护理教育形成了多层次而完善的教育体制。

(2) 护理向专业化方向发展：主要表现在重视对护理理论、护理科研的投入，各种护理专业团体开始形成。护理作为一门为人类健康服务的专业，得到了进一步的发展和提高。

(3) 护理管理体制的建立：自南丁格尔之后，世界各国应用南丁格尔的护理管理模式，并将管理学的原理及技巧应用到护理管理中，强调人性管理，指出护理管理的核心是质量管理。

(4) 临床护理分科：从1841年开始，特别是第二次世界大战结束之后，随着科技的发展及治疗手段的提高，护理专科化的趋势越来越明显，如在美国，除内、外、妇、儿、急症等分科外，还有重症监护、职业病、社区及家庭等不同分科的护理。

二、中国护理学的发展简史

（一）中国古代护理学

早期的中医药学与护理学密不可分，"三分治，七分养"，是我国古代对医学与护理学的关系所做出的高度概括。中医把人体看成作是统一的有机体，并把人的健康与内在心理状态和外在生活环境紧密联系起来。中医药学为护理学的起源提供了丰富的理论和技术基础。

春秋战国时期医学发展迅速，名医扁鹊总结出"望、闻、问、切"的诊病方法；针灸、汤药、热敷的治病方法。

东汉张仲景《伤寒杂病论》总结了药物灌肠术、舌下给药法、胸外心脏按压术、人工呼吸和急救护理等医护措施。名医华佗提倡强身健体、预防疾病的方针和措施。

隋唐孙思邈《千金药方》提出"凡衣服、巾、栉、枕、镜不宜与人同之"的预防、隔离观点。

宋代记载了口腔护理的重要性；明代李时珍《本草纲目》是重要的医药学论著；明清时期记载了蒸汽消毒衣物、焚烧艾叶、喷洒雄黄酒等方法消毒空气。

（二）中国近代护理学

1．西方护理的传入及影响（1840—1919年）　中国近代护理学的发展是从鸦片战争后开始的。1840年后，西方医学借助数量可观的传教士、医生及护士以前所未有的势头传入我国。各国传教士涌入中国，除建立教堂及传教外，还修建了一些医院和学校。1835年，美国传教士在广州开设了中国第一所西医医院，两年后开办护士短训班。1887年，美国妇女联合会派到上海的护士在上海开办了护士训练班。1888年，美国人约翰逊在福州成立了我国第一所护士学校。1904年，国际红十字会上海分会成立，1911年改称中国红十字会。1909年，中华护士会在在江西牯岭正式成立，1922年加入国际护士协会，1937年更名为中华护士学会。1964年改名为中华护理学会至今。

2．中国近代护理的发展（1920—1937年）　1920年中国协和医学院建立了协和高等护士专科学校，是中国第一所具有本科水平的护士学校。1932年中央护士学校在南京成立，是中国第一所正规的公立护士学校。1934年教育部成立护士教育专门委员会，将护士教育定为高级护士执业教育。1936年卫生部开始管理护士注册事宜。

3．抗日战争到全国解放（1937—1949年）　1941年在延安成立中华护士学会延安分会，沈元晖任首届理事长。1941年毛主席提词：护士工作有很大的政治重要性；1942年又提词：尊重护士，爱护护士。1949年，全国有护士学校183所，护士32800人。

（三）中国现代护理学

1949年中华人民共和国成立后，在党的"面向工农兵，以预防为主，团结中西医，卫生工作与群众运动相结合"的方针指引下，中国的卫生事业有了很大发展，护理事业也得到了迅速发展，特别是改革开放以后，护理事业的发展更加蓬勃。

1．护理教育

（1）多层次的学历教育：1950年第一届卫生工作会议，将护理专业教育列为中级专业教育之一。1952年后取消了高等护理教育，导致教师、管理人员、科研人员后继无人。文化大革命十年间，护理教育基本停滞。1983年恢复高等护理教育，天津医学院率先开设了五年制本科护理专业。1992年北京医科大学（北医）开始招收护理硕士研究生。1994年几家部属院校与泰国清麦大学联合培养护理研究生，已有123人获得硕士学位。全国目前已有近30

所院校设立了护理硕士点,2004年协和医科大学及第二军医大学开始招收护理博士研究生。我国已经形成了多层次、多渠道的护理学历教育体系。

(2) 护理岗位教育及继续教育:1979年以来,各医疗单位陆续对护士进行了岗位教育。自1987年,国家教育委员会、国际科学技术委员会、国家经济委员会、国家劳动人事部、财政部及中国科学技术协会联合发布了《关于开展大学后继续教育的暂行规定》。1996年卫生部继续医学教育委员会正式成立。1997年卫生部继续教育委员会护理学组成立,标志着我国的护理继续教育正式纳入国家规范化管理。

2. 护理管理 1950年开始实行科主任负责制,取消了护理部;1960年恢复,十年动乱再次取消护理部,使护理质量和管理水平下降。1986年卫生部召开首届护理工作会议,《关于加强护理工作领导,理顺管理体制的意见》发布后,各级医院健全并完善了护理管理体制,护士的培训、调动、任免、考核、晋升、奖励等由护理部负责。1979年《卫生技术人员职称及晋升条例(试行)》规定护士的主要专业技术职称分为护士、护师、主管护师、副主任护师、主任护师五级。使护理人员有了完善的晋升考试制度。1993年3月卫生部公布了《中华人民共和国护士管理办法》,开始实施护士注册及考试制度。1995年6月25日全国实施了首届护士执业资格考试,中国的护理管理逐步走上了标准化、法制化的管理轨迹。

3. 临床护理工作方面 1950年以来,我国实行的是以疾病为中心的护理服务,护理人员主要在医院从事护理工作。医护分工明确,护士为医生的助手,处于从属的地位。临床护理规范是以疾病的诊断及治疗为中心而制订的。1979年后,由于加强了国内外学术交流,加上医学模式的转变,护理人员积极探讨以人的健康为中心的整体护理。同时护理范围不断扩大,护理人员开始在社区及其他卫生机构开展护理服务。

第二节 护理学的概念、内容及任务

护理是基于人类的需要而产生、存在,护理学的内容和范畴涉及影响人类健康的生物、心理、社会、文化各方面因素,随着社会的进步,环境的改变,人类生活方式的变化,护理学的内容和范畴也在不断拓展和变化。

一、护理的概念

护理(Nursing)一词是由拉丁文"Nutricius"演绎而来,原为抚育、扶助、保护、照顾残疾、照顾幼小等涵义。对护理的定义,由于历史背景、社会发展、环境和文化以及教育等因素的不同,人们有不同的解释和说明。纵观护理发展历史,其概念和内涵随着其理论研究和临床实践的发展,逐步从简单的"照料、照顾"向纵深方向拓展和延伸。以下为在不同历史阶段的一些代表性的护理定义:

(一) 以疾病为中心阶段

17世纪以来至20世纪的五六十年代,受以疾病为中心医学观念的影响,人们对健康的认识是没有疾病就是健康,护理工作的任务是协助医生诊断、治疗、清除病人身体中的"病灶",使其恢复正常功能。护理是一门协助医生诊治疾病、执行各种治疗方案的技术。此阶段忽视疾病护理的整体性,只重视局部疾病的处理,护士的主要工作场所是医院。

1859年12月,南丁格尔在《护理札记》中写道"我们没有更好的语言,来表示护理这一词语，所以就使用了'护理'这二字"。她指出"护士要做的就是把病人置于一个最好的条件下，让身体自己去恢复"提出了对护理本质的最早的最一般的看法，确立了护理专业化的开始。她强调护士应由品德优良、有献身精神和高尚的人担任，要求护士做到"服从、节制、整洁、恪守信用"。南丁格尔认为，护理不应该只在医院里进行，要通过社区组织预防医学工作，同时，她又指出："家庭护理比起设备齐全的医院或疗养院更需要给护士进行教育，怎样随病人所在条件改进居住状况，进行家庭保健和预防疾病的教育以及示范如何在家中护理病人。"她强调从事地段家庭护理也应当设立专门训练学校。在她的鼓励下，开创了近代公共卫生地段家庭护理，极大地丰富了护理学的内容。

（二）以病人为中心阶段

随着科技的发展和人们生活水平的提高，人们对健康和疾病的认识发生了很大变化，开始注重社会、心理及生活方式等因素对健康的影响。护理理论与实践拓宽到人的心理、行为、社会、环境、经济、伦理、法律等方面，并逐渐形成了护理学独特的，综合自然科学与社会科学知识的完整理论体系，标志护理学从医学领域中的完全分化独立。但其护理服务对象，还局限于病人，护理工作主要任务是照顾病人，护理工作场所主要在医院。

1943年，修女奥立维娅（Sister Olivia）认为护理是一种艺术和科学的结合，包括照顾病人的一切，增进其智力、精神、身体的健康。

1957年，以克瑞特（Francis Reiter Kreuter）为代表的护理定义是：护理是对病人加以保护和教导，以满足病人不能自我照料的基本需要。使病人舒适是其重要的一点。

1961年，约翰逊（Dorothy Johnson）则认为护理是：人在某种应激或压力下，不能达到自己的需要，护士给他提供技术需求，解除其应激以恢复原有的内在平衡。

1966年，韩德森（Virginia Henderson）认为：护理是帮助健康人或病人进行保持健康和恢复健康（或在临死前得到安宁）的活动。

（三）以人的健康为中心阶段

1977年，美国医学家恩格尔提出了"生物 - 心理 - 社会"的新医学模式，扩展了护理学的实践和研究领域。要求护士应用护理程序，全面收集病人生理、心理、社会等方面的资料，制订相应的护理计划，对病人实施身心的整体护理。护理对象包括病人、健康人及有"健康问题"的人，护理任务扩展到从个体到群体、从健康到疾病的全过程护理。护理工作场所从医院扩展到社区和家庭，扩展到所有有人的地方。

1970年，罗格（Martha Roger）提出：护理是协助人们达到其最佳的健康潜能状态。护理的服务对象是所有的人，只要是有人的场所，就有护理服务。

1973年，国际护士会（International Council of Nurses，ICN）的定义是：护理是帮助健康的人或患病的人保持或恢复健康，或者平静地死去。同年，美国护士协会（American Nurses' Association）提出的定义是：护理实践是直接服务并适应个人、家庭、社会在健康或疾病时的需要。

1980年美国护理学会将护理定义为："护理是诊断和处理人类对现存的或潜在的健康问题的反应。"从这一定义引申出：现代护理学是研究如何诊断和处理人类对存在的或潜在的健康问题反应的一门科学。

知识链接

医学模式（medical model）又叫医学观，是人们考虑和研究医学问题时所遵循的总的原则和出发点，即是人们从总体上认识健康和疾病以及相互转化的哲学观点，包括健康观、疾病观、诊断观、治疗观等。医学模式影响着一个时期医学工作的思维及行为方式，从而使医学带有一定的倾向性、习惯化了的风格和特征。目前已由生物医学模式转变为生物 - 心理 - 社会医学模式。

二、护理学的概念及内容

目前学术界对护理学的概念尚有争议，随着科学技术的发展和人类健康观念的改变，护理学将不断发展和完善，护理学的概念也将得到进一步的扩展，并最终形成科学准确的定义。

（一）护理学的概念

护理学是自然科学和社会科学相互渗透的一门综合性的应用学科。护理学以基础医学、临床医学、预防医学、康复医学以及与护理相关的社会、人文科学理论为基础，形成其独特的理论体系、应用技术和护理艺术，为人们生老病死这一生命现象的全过程提供全面的、系统的、整体的服务。

1980年，美国护士协会又将护理学定义为：护理学是诊断和处理人类对存在的或潜在的健康问题所产生的反应的科学。

（二）护理学的范畴

护理学研究的范畴涉及自然、社会、文化、教育和心理等因素对人体健康的影响，以及如何运用护理原理、护理技术和方法，帮助病人恢复健康，不断提高人们的健康水平。它大体包括以下几个方面。

1. 医院护理

（1）基础护理：应用护理的基本理论和基本技术，满足病人的生理、心理和治疗的基本需要。以积极的安全的护理对策，使病人处于最佳健康状态。如病情观察、排泄护理、皮肤护理等。

（2）专科护理：以护理学和相关学科为基础，结合临床各专科的特点，应用专科护理理论和护理技术，为病人实施整体护理。如对烧伤、急救、脏器移植病人的护理等。

（3）护理管理：运用科学的理论和方法，对护理人员、技术、设备资金、信息等进行计划、组织、指挥、协调和控制，以确保护理工作满足病人需要，不断提高护理质量。

2. 社区护理　社区护理是将公共卫生学及护理学的知识与技能结合，深入到社区、家庭、学校、工厂等人群，以预防保健为重点，包括健康咨询、护理宣教、预防接种、心理指导、计划生育指导、职业病防治和家庭访视护理等，为个人、家庭及社区提供服务。

3. 护理教育　以护理学和教育学理论为基础，研究护理人才培养的规律、方法及模式，改善护理人员的知识结构，以适应医疗卫生服务和护理学科发展的需要。

4. 护理科研　是用科学的方法不断地探索、回答和解决护理领域的问题，揭示护理学的内在规律。以推动护理学的发展，促进护理理论、知识和技能的更新。

三、护理学的任务

随着护理学的不断发展,护理学的任务也在逐渐变化。

1973 年国际护理协会通过修订的"护士伦理规范",明确规定了护士的基本职责为:"促进健康、预防疾病、恢复健康、减轻痛苦"。具体地说,是使健康者保持并增进健康;使患病者恢复健康;使伤残者达到最大程度的功能恢复;使临终者得以无痛苦、安宁地去世。

1．促进健康　促进健康是帮助人群获取维持或增进健康所需要的知识和资源。目标是帮助人们维持最佳健康水平或健康状态。

2．预防疾病　护士通过一系列护理活动帮助服务对象维持其健康状态,减少或避免疾病的发生。

3．恢复健康　是帮助人们在患病时或存在健康问题后,改善其健康状况,采用各种临床治疗或康复的方法,防止疾病继续恶化,以限制残障的发生,使身体能早日尽快地恢复正常的功能。

4．减轻痛苦　减轻个体和人群的痛苦是护士所从事护理工作的基本职责和任务。

四、护理专业的特征

护理是一个技术性的职业,还是一门具有独特理论体系的专业,是国内外学者争议的问题。许多学者指出了专业的定义和作为一门专业的标准。作为一门专业,护理具有以下特征:

（一）为人类和社会提供至关重要的有关健康的服务

护理是利他的活动,其目的是提高人们的健康水平。

（二）具备完善的知识体系,并通过科学研究不断扩展

20 世纪 70 年代,护理理论开始形成、发展和完善,从而为护理实践提供了理论框架。随着护理研究的广泛开展,使理论对护理实践具有更强的预测性和控制性。促使护理学知识体系不断完善。

（三）有系统的教育体制

高等护理教育已经在全世界范围广泛开展,从业人员必须经过严格的专业教育,并达到一定的专业标准。才能胜任护理专业的工作。

（四）有专业自主性

护理专业组织和护士团体不断扩展,它们在支持和保证实施高标准的实践活动和促进专业发展中起到越来越重要的作用。例如,美国护士协会（ANA）和全美护理联盟（NLN）,以及我国的中华护理学会,他们参与制订有关政策、法规和专业标准,以提高护理专业的整体水平,同时为其成员谋福利、提供受教育机会、争取应有的权利和地位。

（五）有专业的伦理准则和道德规范

世界护理学会（ICN）提出的护理伦理准则指出:"护士的职责是促进健康、预防疾病、恢复健康和缓解疼痛。护理需求是广泛的,护理中蕴含着尊重人的生命、尊严和权利,而且不论国籍、种族、血统、肤色、年龄、性别、政治或社会地位均获得同等的尊重。护士是为个人、家庭和社区提供健康服务,而且与其他有关专业人员共同合作完成其服务。"

第三节 护理工作方法

为了满足服务对象的护理要求，提高护理质量及效率，在临床护理中可根据护理人员的数量、工作能力、病人的病情、病房的环境与条件选择适宜于本地区、本单位的护理服务方式。目前我国临床常见的护理工作方式有以下几种。

一、个案护理

个案护理是指由一名护士针对一位病人进行护理的工作方式。目前这种方式常被用于ICU、CCU及护理学生临床实习。

这种护理方式的特点是：护士责任明确，易与病人建立良好的护患关系，能满足各种需求。但对护理人员需求较多，费用较高，不适合所有病人的护理。

知识链接

ICU：是 Intensive Care Unit 的缩写，意为重症加强护理病房。
CCU：是 Coronary Care Unit 的缩写，意为冠心病监护单元。

二、功能制护理

功能制护理是以护理工作任务为中心，以完成各项医嘱和常规的基础护理为主要工作内容，进行岗位分工，如处理医嘱、给药、治疗、生活护理等。护士被分为"生活护士"、"办公室护士"、"治疗护士"等。

这种护理方式的特点是：可根据护理人员的能力的不同承担相应的任务，分工明确，节省时间和人力。但不利于建立良好的护患关系，病人得不到完整连续的护理，护理人员易产生疲劳感，工作满意度低。

三、小组护理

小组护理是将护理人员分成若干小组，小组内所有成员共同参与完成一组病人的连续护理。小组成员由不同护理水平的人员组成，实行责任到组。

这种护理方式的特点是：有助于护士建立相互合作的团队精神，便于发挥每个成员的才智。但病人没有固定的责任护士，小组成员间的相互交流和非专业性工作花费时间多，小组长的领导能力与技巧会影响小组的护理质量。

四、责任制护理

由责任护士和辅助护士按护理程序对病人进行全面、系统、连续的整体护理。其结构是以病人为中心，要求从病人入院到出院由责任护士对病人实行 8h 在岗、24h 负责制。由责任护士评估病情、制订护理计划和实施护理措施。

这种护理方式的特点是：责任护士的责任明确，能较全面地了解病人情况，但要求对病人 24 h 负责则难以实现，且文字记录书写任务较多，人员需要较多。

五、综合护理

综合护理是一种通过有效地利用人力资源，恰当地选择并综合运用上述几种工作方式，为服务对象提供低成本、高质量、高效率的护理服务。

综合护理的特点是：有利于护理人员对病人实施整体护理，工作效率高，可以保证不同层次的护士在工作中得到合理的分配。但这种工作方式对护理人员的要求较高。

第四节 护士的素质

> **案例**
>
> 汶川地震期间，四川省绵阳市中医院的护士长黄琼，三天内相继接到七位亲人在地震中去世的消息。然而，繁忙的工作却几乎让她没有时间流泪。
>
> 思考：你在这位伟大的护士身上看到了什么？

护士肩负着救死扶伤的光荣使命，护士素质及行为规范与医疗护理质量有着密切的关系。为适应现代护理工作的要求，护士需要不断提高自身素质，展现美好的"天使"形象，履行为人类健康服务的职责。

一、素质的概念

从"素质"一词的定义分析，一般具有3个层面的含义，即：①人生理上本来的特点；②事物本来的性质；③完成某种活动所必需的基本条件。

素质（quality）是指个体完成工作活动与任务所具备的基本条件与潜在能力，是人与生俱来的自然特点与后天获得的一系列稳定的社会特点的有机结合，是人所特有的一种实力。

素质原本是心理学上的一个专门术语，指人的一种较稳定的心理特征，其解释可分为先天与后天两个方面。先天自然性的一面，是指人的机体与生俱来的某些特点和原有基础，即机体天生的结构形态、感知器官和神经系统，特别是大脑结构和功能上的一系列特点；后天社会性的一面是主要的，是指通过不断的培养、教育、自我修养、自我磨炼而获得的一系列知识技能、行为习惯、文化涵养、品质特点的综合。总之，一个人素质的形成是一个长期反复的过程，是自我基础、外界环境与教育等多方面作用的共同结果。

> **知识链接**
>
> 职业素质（professional quality）是劳动者对社会职业了解与适应能力的一种综合体现，其主要表现在职业兴趣、职业能力、职业个性及职业情况等方面。
>
> 影响和制约职业素质的因素：受教育程度、实践经验、社会环境、工作经历以及自身的一些基本情况等。
>
> 主要分类：身体素质、心理素质、政治素质、思想素质、道德素质、科技文化素质、审美素质、专业素质、社会交往和适应素质、学习和创新方面的素质等。

二、护士素质的基本内容

护士的素质是指护士应该具备的职业素养,是完成和胜任护理工作所具备的基本条件。良好的护士素质是保证高质量护理服务的基本前提,它不仅体现在仪表、言行、举止等外在形象,更体现在护士的道德品质、业务能力等内在素养。

(一) 思想品德素质

思想品质是指一个人的意识形态、思维活动、行为和作风所显示的思想、道德修养、品性、认识等实质。思想品德素质包括政治思想素质及职业道德素质两个方面。

1. 政治思想素质　热爱祖国,热爱人民,热爱护理事业,对护理事业有坚定的信念、深厚的感情。具有崇高的思想品质、高尚的道德情操及正确的人生观、价值观,能做到自尊、自爱、自律、自强。

2. 职业道德素质　具有崇高的职业道德品质,救死扶伤,忠于职守,廉洁奉公,无私奉献,实行人道主义。具有诚实的品格、较高的慎独修养和高尚的思想情操。

(二) 科学文化素质

科学文化素质受知识水平的制约,构建良好的科学文化素质,需要有合理的知识结构来支持。

1. 基础文化知识　护士应具备一定的基础文化知识。现代护理学发展要求护士具有一定的文化素养和外语及计算机应用能力,以便更好地适应护理学科的发展,更快地接受现代科学发展的新理论、新技术,为终身学习打下良好的基础。

2. 人文科学及社会科学知识　护理工作的对象是人,护士必须学会尊重他人、理解他人,才会真正关心和体谅病人。护士要懂得关爱,懂得审美,遵守社会道德规范,掌握与人交流的技巧,因此,学习心理学、伦理学、哲学、美学等人文、社会科学知识,对培养护士观察能力、欣赏能力、判断能力、思维和表达能力尤为重要。最大限度满足病人健康的需求。

(三) 专业素质

作为一名专业护士,除具有坚实的护理专业知识和较强的实践技能,还应具有敏锐的观察能力、分析和解决问题的能力及创新能力,才能在护理实践中不断完善自身的专业素质。

1. 扎实的护理专业知识和熟练的实践技能　掌握扎实的护理专业知识和娴熟的护理操作技术,是做好护理工作、满足病人需要的基础。切实理解和正确运用护理各学科知识,熟练地实施各项护理操作,才能最大限度地减轻病人痛苦,提高病人满意度。

2. 敏锐的观察能力和准确的判断能力　病人的病情及心理状态是复杂而多变的,有时病人身体或心理的细微变化,恰是某些严重疾病的先兆。护士只有具备敏锐的观察能力,及时做出准确的判断,才能做到防患于未然。

3. 较强的分析问题、解决问题的能力　护理学是一门应用性很强的科学,应用护理程序的工作方法,解决病人现存或潜在的健康问题。要求护士在护理过程中,有较强的综合分析问题、评判性思维和解决问题的能力。

4. 获取新知识的意识和勇于创新的理念　为适应医学和护理学的迅速发展,护士应具有终身学习的意识,关注学科的发展变化,及时补充新知识、获取新信息,努力钻研、敢于创新,为护理学科的发展奉献力量。

(四) 心理素质

心理素质是人的整体素质的组成部分。以自然素质为基础，是在后天环境、教育、实践活动等因素的作用下逐步发展起来的。健康心理是健康行为的内在驱动力。具备良好心理素质的护士，表现在应以积极、有效的心理活动，平稳的、正常的心理状态去适应、满足事业对自己的要求。

1．良好的人生观及职业动机　专业活动占人生活的大部分时间，因此，要求从业人员能以良好的职业心态及动机选择专业，才能有更好的职业活动及表现。护理事业成功的最大乐趣在于解除病人疾苦、维护人类健康。

2．稳定的情绪状态及积极的情感感染力　护士的工作情绪对病人及其康复有直接的影响，护士要学会控制自己的情绪，不要喜怒无常，不要将自己生活的不良情绪带到工作中或发泄到服务对象身上。做到沉着冷静、遇事不慌，使病人对护理工作有安全感、亲切感及信任感。

热情是一种强烈而积极的情绪状态。护士以愉快的情绪投入护理工作，积极主动、细致热情地满足病人的各种要求，会使病人产生战胜疾病的信心，促进病人的身心健康。

3．坚强的意志力　护理工作是一种复杂而具体的工作，涉及多层面的人际关系，工作中难免遇到各种困难、挫折，甚至是误解、委屈，需要护士有坚强的个人意志力，克服困难、排除干扰，首先将病人的生命及健康放在首位，认真做好各项工作。

小结

现代护理学的发展始于19世纪中期，南丁格尔首创了科学的护理专业，使护理学走上了科学发展的轨迹。为表彰南丁格尔的突出贡献，国际护士会将每年的5月12日定位护士节，并设立了南丁格尔奖。

随着医学模式的转变，护理学发展经历了以疾病为中心、以病人为中心和以人的健康为中心三个阶段。护理学的内容包括：医院护理、社区护理、护理教育及护理科研。护理工作方法主要有：个案护理、功能制护理、小组护理、责任制护理和综合护理。

为适应护理专业工作需要，护士应从思想品德、科学文化、知识和技能、心理等方面不断提高和完善自身素质，以更好地为人类健康服务。

（张凤萍）

第二章 健康与疾病

> **学习目标**
> 1. 准确说出健康、亚健康、疾病、健康促进的概念。
> 2. 详细列举影响健康的因素。
> 3. 熟记疾病的影响及预防措施。
> 4. 准确阐述健康促进的策略。
> 5. 运用现代健康观和疾病观评述护理人员在健康促进中的作用。

第一节 健 康

> **案例**
> 病人，女，45岁，小学教师，近来感觉胸闷、心悸、头晕，活动后出现胸骨后疼痛，来门诊检查，未见心脏异常。病人认为自己得了心脏病，强烈要求入院治疗，医生无奈安排其住院。入院后，医生又对其做了48小时动态心电图，仍未发现异常。但病人仍坚持自己有病，要求治疗。医生不得不以营养药代替心血管药为其治疗。
> 请思考她健康吗？为什么？

健康是人类生命活动状态良好的一种反映，是护理学的基本概念之一，也是护理理论研究领域的核心问题。世界卫生组织强调：健康是基本的人权，是生产力，是人人应享有的平等权利；健康是社会的责任，政府和人民应共同承担维护健康的责任。另外，"1+0"健康定律告诉我们：代表"1"的健康是比作"0"的家庭、事业、财富、荣誉等的基础；当代表"1"的健康不存在了，其后的"0"再多，价值也只能等于0。由此可见，健康是多么重要。

一、概念

健康（health）是医学中最重要的概念，不同的历史条件、不同的文化背景以及个体不同的价值观等都可能造成人们对健康的不同理解，因此健康是一个综合、复杂、多维，并在不断发展变化的概念。

（一）古代健康观

在古代，由于人类对自身生命活动缺乏科学的认识，不能正确解释一些自然现象，认为健康就是上帝或神所赐，疾病则是因做了坏事鬼魔附身所致。随着科学技术的发展，人们对健康的认识不断深化。被西方尊为"医学之父"的古希腊著名医生希波克拉底提出"体液学说"，他认为人体由血液、黏液、黄胆汁和黑胆汁四种体液组成，健康是四种液体均衡的结果，并且强调自然环境对健康的影响。中国古代哲学把万事万物都归为阴和阳，人也是阴阳二气运行的产物,健康就是阴阳二气的和谐平衡。

(二)近代健康观

1. 生物个体健康观　随着近代生物医学模式的形成,人们对健康的认识有了进一步的发展。健康就是人体各组织器官发育良好,功能正常,体格强健,精力充沛,并且具有良好的劳动效能。健康不再通过直观揣测来判断,而是通过体格检查和各种生理、生化指标等来衡量。生物个体健康观尽管将"劳动效能"作为健康评价的指标之一,但忽视了人的社会属性和心理特性。

2. 生态平衡健康观　该健康观重视人的各种平衡(如水钠平衡、酸碱平衡等),强调致病因素、宿主和环境之间的和谐。认为这些平衡未被破坏则为健康,遭到破坏或平衡失调将导致疾病。该观点注意到了环境对健康的影响,却忽视了各元素之间的相对性。

(三)现代健康观

1. 健康的概念　随着人类社会发展和疾病谱的变化,生物医学模式逐渐转变成生物-心理-社会医学模式,为现代医学开拓了广阔的空间,同时也赋予了健康更丰富的内涵。世界卫生组织(WHO)于1948年明确阐述:健康不仅是没有疾病和身体缺陷,还要有完整的生理、心理状态和良好的社会适应能力。这个概念摒弃了以往"没病就是健康"的片面性,将健康的内涵上升至生理、心理、社会三个层面。1989年,世界卫生组织又进一步深化健康概念,认为健康应该包括躯体健康、心理健康、社会适应良好和道德健康。新的健康理念吸纳了"道德健康",发展为包括生理、心理、社会和道德四个维度的健康观。

 知识链接

世界卫生组织提出了十条健康标准:①精力充沛,能从容不迫地应付日常生活和工作压力;②处事乐观,态度积极,乐于承担责任,事无巨细不挑剔;③善于休息,睡眠良好;④应变能力强,能适应环境的各种变化;⑤能够抵抗一般性感冒和传染病;⑥体重适当,身材匀称,站立时头、肩、臂位置协调;⑦眼睛明亮,反应灵敏,眼睑不发炎;⑧牙齿清洁,无牙垢,无龋齿;牙龈颜色正常,不出血,未萎缩;⑨头发有光泽,无头屑;⑩肌肉、皮肤富有弹性,走路轻松有力。

二、影响健康的因素

人生活在自然和社会交织的大环境中,有着复杂的生命活动,健康自然受多种因素影响。归纳起来包括三种因素:生物因素、心理因素和环境因素。有些因素是可以人为控制的,有些因素却不能控制。

(一)生物因素　包括生物致病性因素和遗传因素。

1. 生物性致病因素　包括细菌、病毒、寄生虫、立克次体等病原微生物,可引起感染、传染病、寄生虫病等。

2. 遗传因素　人首先作为一个生物体,具有生物属性,受遗传物质的控制。染色体畸变以及基因突变都会严重影响人的健康,如先天愚型、无脑儿、猫叫综合征、地中海贫血等。

(二)心理因素

《黄帝内经》中的:"喜伤心、怒伤肝、思伤脾、忧伤肺、恐伤肾",从生物学角度辩证地反映了心理因素对健康的影响。现代生理心理学和心理学认为心理因素对健康的影响主要是通过情绪波动来实现的。

积极的情绪不仅使机体神经系统、内分泌系统功能正常,保证内环境的稳定和平衡;还能增强人体对疾病的抵抗力和更有效适应环境的能力。而消极的心理状态则会损坏人的健康。正如俗语所说"笑一笑,十年少";"愁一愁,白了头"。

(三)环境因素

1. 自然环境　工业经济的飞跃发展致使自然环境遭到大量非理性破坏。生态环境的失衡,严重威胁着人类的健康。流行病学研究证明,人类70%～90%的疾病与环境有关。工业废气、汽车尾气的大肆排放,使呼吸道疾病发病率呈上升趋势。据世界权威机构调查:在发展中国家,各类疾病中有8%是因为饮用了不卫生的水而传播的,如伤寒、霍乱、胃肠炎、痢疾、传染性肝炎等;每年因饮用不卫生的水至少造成全球2000万人死亡,水污染已被称作"世界头号杀手"。电磁波、放射线、噪音等,也都无时无刻地影响着人的健康。

2. 社会环境

(1)社会经济因素:经济的发展对健康的影响有利也有弊。经济发展不仅提高了居民生活质量、改善了劳动环境,还推动了医疗卫生事业发展,对人类健康的维护起着关键性的作用。同时经济因素对健康也有负面影响:经济发展衍生一些现代疾病,如空调病、高楼综合征、上网过多障碍症等;大量合成化学物质进入人们的生活,如防腐剂、人造奶油、甜味剂、着色剂、增稠剂等,这些物质降低了人体免疫力,影响儿童正常生长发育和神经系统的健康,甚至会引发癌症。

(2)社会政治因素:社会政治制度指引着国家卫生保健发展的方向,如《中华人民共和国职业病防治法》、《中华人民共和国食品安全法》、《中华人民共和国母婴保健法》等,分别从职业病防治、食品安全、母婴保健等角度提出卫生保健的相关措施。

(3)文化教育因素:不同的文化背景、教育程度影响着的人健康保健意识、生活习惯、就医行为等。

(4)医疗卫生服务体系:医疗水平低下,医疗机构管理不善,卫生技术人员不足,初级保健不健全,卫生经费过少,卫生资源分配不合理,重治轻防等都不利于人类的健康。

(5)生活方式:不良生活方式,如暴饮暴食、吸烟、酗酒、吸毒、药物依赖、生活工作紧张、超速驾驶等,严重威胁着人们的健康。

考点:健康的概念及影响因素

三、亚健康状态及影响因素

1. 概念　是指当一个人的机体介于健康与疾病之间的边缘状态,临床检查无明显疾病,但机体各系统的生理功能和代谢活力降低,表现为身心疲劳,创造力下降,并伴有自感不适症状,这种生理状态称为亚健康状态,亦称"第三状态"或"灰色状态"。

2. 症状　六高一低:高负荷(体力和心理)、高血压、高血脂、高血糖、血液黏滞度高、体重高,免疫功能降低;三少一多:活力减弱、反应能力减弱、适应能力减弱,疲劳增多。

3．影响因素

（1）脑力和体力超负荷：随着社会的发展，竞争日趋激烈。人们面对各层面的压力，不得不努力工作，透支自己的身心。

（2）不良的生活习惯：暴饮暴食、吸烟酗酒、经常熬夜、缺乏体育锻炼等不良生活习惯，会引起高血压、高血脂、高体重、免疫力低下等症状，使机体处于亚健康状态。

（3）心理失衡：社会生活的多变性和复杂性给人们的婚姻、家庭、工作的稳定性带来越来越多的冲击，使人们的心理变得越来越脆弱。当现实和理想有一定差距，而人们又不能及时有效地调整心态时，就会导致抑郁、悲观失望、偏激等。

（4）衰老：衰老使机体各系统功能下降，导致反应、记忆、活动等能力减弱。这将不同程度地影响人们正常的工作、学习和生活，带来一系列的不适应，如更年期。

（5）疾病前兆：在现代疾病发病前（如高血压、心脏病、肿瘤等），机体在相当长的一段时间内不会出现器质性病变，但某些生理功能已经发生了障碍，如胸闷气促、头晕目眩、失眠健忘等。

（6）人体生物钟的低潮时期：即使是健康人，也会在一个特定的时期内处于亚健康状态，如经前综合征，即女性在月经来潮前表现为烦躁、不安、情绪不稳、易激动等。

 知识链接

亚健康易患人群

①精神负担过重；　②脑力劳动繁重；　③体力劳动负担过重；
④人际关系紧张；　⑤长期从事简单、机械化工作（缺少外界的沟通和刺激）；
⑥生活无规律；　⑦心理压力过大；　⑧饮食不平衡、吸烟、酗酒。

考点：亚健康的概念

第二节　疾　病

在人的生命过程中，疾病和健康一样是不可避免的自然现象。随着医学科学的进展，人类对疾病的认识不断深入，并在一定程度上能够预防或延缓疾病的发生。

一、概念

人类对疾病的认识是一个不断发展的过程，不同时期、不同学科对疾病认知的侧重点不同，故至今仍没有一个确切的概念描述疾病。现在公认的概念：疾病是机体身心在一定内外因素作用下出现的一定部位的功能、代谢或形态结构改变，表现为损伤与抗损伤的整体病理过程，是机体内部及机体与环境间平衡的破坏或正常状态的偏离。

二、疾病发生的原因

远古时代，科学欠发达，人们认为疾病是鬼神附身所致。春秋战国时期，《黄帝内经》将五行学说应用于医学，认为疾病是由于阴阳五行失衡引起。古希腊著名医生希波克拉底认为人之所以会得病，就是因为血液、黏液、黄胆汁和黑胆汁四种液体不平衡造成的。19世纪，德国罗伯特·科赫首次阐明了特定的细菌会引起特定的疾病。医学发展至今，较为常用的致病机制有三角模式、轮状模式、网状模式。

（一）三角模式

三角模式是一种较为古典的模式，多用于传染病致病机制的阐述。该模式认为疾病的发生是由于宿主、病原体和环境三者的平衡关系被破坏，强调了病原体和环境对疾病的影响。但三角模式也有它的局限性，不能解释所有疾病的致病原因。有些疾病并没有特定的病原体，如抑郁症、精神分裂症、原发性高血压等（图2-1）。

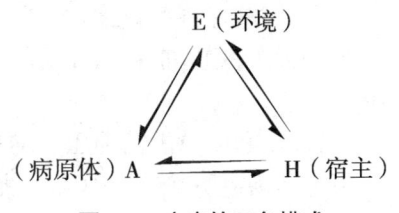

图2-1　疾病的三角模式

（二）轮状模式

由毛思勒（Mausner）等人提出，也称生态模式，强调了生态系统的平衡与和谐。当任何一个因素引起生态系统破坏时，疾病就会发生。该模式对于解释疾病的成因较为全面、灵活，故应用范围较广，在目前较为常用（图2-2）。

（三）网状模式

此模式由麦克马汉（MacMahon）提出，强调了病因的复杂性。认为疾病是由错综复杂、交织成网的多种因素引起，在治疗和预防疾病时，要综合考虑相关因素，方可取得效果。该模式不足之处是没有明确指出各因素的相对重要性。

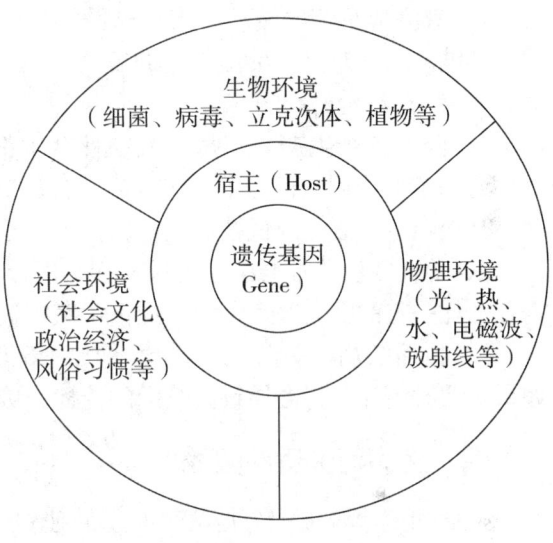

图2-2　疾病的轮状模式

三、疾病的影响

从某种意义上说疾病属于社会问题，不仅对个人、家庭造成影响，也给社会带来一定的危害。

（一）对个人的影响

疾病对个人的影响包括积极和消极两个方面。

1. 积极影响　首先，个体患病后可暂时解除一些家庭和社会责任，使身心得到充分放松，利于精力、体力的恢复；其次，由于本次痛苦的患病经历，个体提高了警惕，在日后的生活、工作中会注意合理饮食、按时休息、适当活动等，尽量避免或减少致病因素。

2. 消极影响　疾病给个体的身心都带来了不良的影响。

（1）身体方面：个体患病后，躯体组织器官会发生一系列的病理变化，出现相应的症状和体征，如疼痛、胸闷气促、心悸、肢体活动障碍等。这些症状和体征会给个体带来不适，影响正常的休息和活动。

（2）心理方面：伴随着躯体的疾患，个体身体心像也发生了一系列的变化。身体心像是指个体对自己的外表、身体结构和功能状态形成的感觉和看法，以及对他人评价的感知。如烫伤、烧伤、截肢等因素不仅严重破坏了人的外观形象，还导致部分躯体功能丧失或障碍，个体因此会自卑、抑郁、焦虑、悲观失望,甚至丧失正常的社会功能。

(二)对家庭的影响

个体是家庭组成的基本要素。任何一个成员患病,对整个家庭来说无疑是一种打击。

1. **家庭经济负担加重** "看病贵"已成为一个不争的社会现实。昂贵的医疗费用给一个普通的家庭带来了沉重的经济负担,有些家庭甚至因为医治疾病而债台高筑,举步维艰。

2. **家庭成员的精神压力增加** 疾病不仅给病人带来心理压力,也给家庭其他成员带来了精神压力。一个人患病后(尤其是患重病),需要家庭成员投入很多时间和精力来照顾,这势必影响他们的正常生活、工作和学习,增加了精神压力。另外,个体患病后会有一些异常的行为,如脾气暴躁、不明事理等,也会给家庭成员带来精神压力。

3. **家庭成员情绪波动** 当自己最亲近的人患病甚至濒临死亡时,家庭成员会出现很大的情绪波动,如难过、哭泣、无助等。

(三)对社会的影响

1. **降低社会生产力** 每个人在社会中都扮演着一定的角色,承担着一定的社会责任,发挥着一定的作用。但当个体患病后,被暂时或永久地免除了社会责任,不能再继续扮演原来的社会角色,必定降低社会生产力。

2. **消耗或浪费社会医疗资源** 社会医疗资源是有限的,有些还比较紧缺。个体患病后,需要消耗一定的社会医疗资源,加重了医疗资源分配的负担。

3. **传播疾病,威胁他人健康** 某些传染病,如肝炎、结核病、梅毒感染、艾滋病等,如果不及时治疗,将会导致大范围的传播,威胁他人的健康,进而危及社会的稳定。

四、疾病与健康的关系

疾病和健康曾被认为是两个对立的独立体,非此即彼。20世纪70年代,人们逐渐认识到疾病和健康之间辩证的动态关系,提出健康-疾病连续体观点。该观点认为人的生命活动从开始到终止,是由健康与疾病相互转化所构成的一种线形谱(图2-3)。

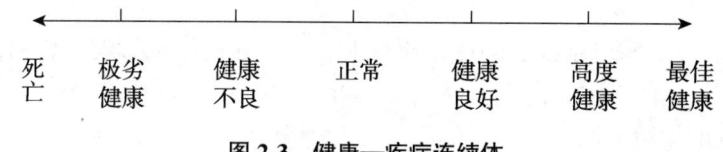

图2-3 健康—疾病连续体

个体的健康状况每时每刻都处在这种线形谱的某一点上,并且这个点随时都在不断地变化着。健康—疾病连续体上的每一点都是个体生理、心理、社会等各方面的综合体现,任何一个方面出现异常,都会引起所在位置的变动,出现疾病和健康的相互转变。这就提示护理人员在工作过程中,要注意病人健康与疾病的动态变化性,辩证地看待病人的病症,提供适当的护理措施。

五、预防疾病的措施

任何疾病的发生都有一定的原因,并且与健康可以动态地相互转化。我们可以在患病前后的整个过程中,积极采取相应的预防措施,以避免疾病的发生、发展甚至恶化。预防措施包括初级预防、二级预防和三级预防。

(一) 初级预防

又称一级预防、病因预防,包括两方面的任务:健康促进和特殊防护。健康促进是指通过增进个体的身心健康来抵抗各种致病因子的侵入,其措施包括:提高人们对卫生保健知识的认知水平,坚持体育锻炼,合理营养,劳逸结合,摒弃不良生活方式,创造良好的生活和工作环境等。特殊防护是对特殊人群采取的防护措施,以期减少不必要的伤害。比如新生儿定期预防接种,可避免乙型肝炎、脊髓灰质炎等疾病的发生;孕龄妇女在怀孕前3个月补充叶酸,可避免胎儿神经系统畸形;缺碘地区,在食物中加入适量的碘,可减少甲状腺肿的发生。

(二) 二级预防

又称临床前期预防,关键是"早发现、早诊断、早治疗"。"三早"的落实需要做好自我保健知识和技能的宣教,提高人们的自我保健意识。如河南林县实施食管拉网法的检查技术,可发现早期食管癌;妇女自我检查乳房或定期体检,可早期发现乳腺癌;孕妇定期做胎检,可早期判断有无胎儿畸形。

(三) 三级预防

又称临床期预防,即积极治疗疾病,提前预防并发症,降低伤残病死率,促进康复。如乳腺癌根治手术后,及时指导病人进行上肢功能锻炼,可使其恢复正常的上肢功能;脑中风后,及时对病人进行康复指导,可避免留下后遗症,减轻疾病给病人工作生活带来的不良影响。

考点: 疾病的概念、影响及预防措施

第三节 健康促进与护理

一、健康促进的概念

随着社会的发展,人们逐渐认识到健康促进的重要性。

1986年,世界卫生组织在《渥太华宣言》中指出:"健康促进是指促使人们提高、控制和改善他们自身健康的过程",基本内涵包含个人和政府行为的改变。这是目前公认的概念。

美国健康教育学家 Lawrence W Green 认为:"健康促进是指一切能促使行为和生活条件向有益于健康改变的教育和环境支持的综合体"。

1995年,世界卫生组织西太区办事处发表《健康新视野》重申:"健康促进指个人与其家庭、社区和国家一起采取措施,鼓励健康的行为,增强人们改进和处理自身健康问题的能力"。

二、健康促进的策略

1986年,在首届国际健康促进大会上通过的《渥太华宣言》中提出健康促进的5条策略,其中核心策略是社会动员。

1. 制订能促进健康的公共政策 健康促进是全人类共同参与的行动,涉及每个人的利益。政策具有一定的权威性,可以督促人们改变自己的不良行为。所以在群众基础之上,适时地制订正确、可行、有持续性的公共政策,可有效地促进全人类的健康。

2. 建立支持性环境 人类所有的行动都脱离不了环境的影响。良好的环境会促进行动

的实施，并起到强化、巩固、维持行动的作用。恶劣的环境则阻碍行动的顺利开展，甚至将行动扼杀在萌芽状态。如果在政治制度、经济政策、法律法规等各层面上创建支持性环境，可保证人们安全、舒适、满意地生活和工作。

3．强化社区行动　社区是人们从事生产、生活的基本单元，有着相对独立的社会管理体系和服务设施。通过适当赋权，加大资源投入，建立强有力的行政和技术管理体系，动员社区居民主动参与，帮助其认识自身的健康问题，使其掌握解决健康问题的办法。

4．发展个人技能　个体是整个社会组成的最小单位，只有个人健康了，整个社会才会健康。健康促进通过健康教育等手段使个体掌握健康保健知识、提高自我保健技能，并且保证终生学习，从而实现"人人享有健康"的最终目标。

5．调整卫生服务方向　健康促进不仅是卫生部门、卫生人员的职责，同样也是其他部门、人员的职责，需要所有人的参与，共同捍卫人类的健康。卫生服务不再局限于生理、心理疾患的预防和治疗，而是延伸到环境、政策、健康意识、价值观等问题的解决，并且强调一级预防甚至更早阶段的预防。

三、护理人员在健康促进中的作用

1．榜样作用　作为一名拥有丰富专业知识的医务工作者，首先应该改变自己不良的态度和行为，养成良好的生活习惯和科学的工作模式，促进自身的健康。在健康促进的过程中护理人员才具有说服力，成为周围人群参照的角色榜样。

2．执行者　随着社会经济的飞跃发展，人们对健康要求越来越高，护理的内涵得到了拓展。护理人员不再局限于单纯的治病救人，还要积极参与预防保健、环境卫生、灾害防护等行动；不再局限于医院，还要走向家庭、社区、工厂、学校等场所，利用自己的知识和经验，从各个角度促进全民健康。

3．教育和指导作用　健康教育是健康促进的重要环节，通过有计划、有组织、有系统的教育和指导，促使人们发现自身的健康问题，自愿地改变不良的健康行为和影响健康行为的相关因素，消除或减轻影响健康的危险因素，预防疾病，促进健康和提高生活质量。

4．决策和创新作用　作为健康促进的一线工作者，在实践过程中，可根据实际情况作出果断的决策；并对政策制度、方法措施等的不足提出异议，进行创新，建立更合适的健康促进模式。

5．监督作用　健康促进需要全社会共同参与，多方配合。护理人员不仅要参与其中，还要发挥其特殊的监督作用。既要监督各级行政部门在健康促进中的执行力度，还要督促服务对象认真实施健康项目。

考点： 健康促进的概念、策略；护理人员在健康促进中的作用

小结　健康和疾病是医学科学中最重要的概念，也是护理领域研究的核心问题。健康包括躯体健康、心理健康、社会适应良好和道德健康。生物、心理、环境是影响健康的三要素。介于健康与疾病之间的亚健康状态越来越受到人们的重视，亚健康不良的转变就是疾病。疾病是机体身心在一定内

小结	外因素作用下出现的一定部位的功能、代谢或形态结构改变。疾病和健康是动态变化的过程，可以通过积极的预防措施避免疾病或后遗症的发生。健康促进是指促使人们提高、控制和改善他们自身健康的过程，更有力地保障了全人类的健康。作为一名专业工作者，护理人员在健康促进中发挥着重要作用。

（郭　娟）

第三章 人的成长与发展

学习目标
1. 说出成长与发展的概念及基本规律。
2. 明确成长与发展的基本内容和影响因素。
3. 知道弗洛伊德的性心理发展学说及皮亚杰的认知发展理论。
4. 运用认知发展理论能够为不同阶段的病人提供人性化的整体护理。

第一节 成长与发展的概述

案例

某医院心血管内科收治了两位因高血压、冠心病而入住的病人,其中一位王大妈今年65岁,曾经是社区工作人员,特热心,喜欢帮助别人;另一位是李大妈,今年67岁,是一位退休老干部,生活简单,喜欢安静地看书休息。值班护士安排她们同住一个病房,但是两天后她们分别找到护士长要求调换病房。

思考:请从成长与发展的规律及影响因素方面说说护士认为比较合理的安排为什么没得到病人的认同。

成长与发展又称为生长与发育,人类的成长与发展是一个自然的不断变化的动态过程,它包括生理、心理、社会、情感、道德、认知、精神等方面。在不同的成长与发展阶段有不同的特点和特殊的问题需要解决。所以护理工作者应该学习成长与发展理论,了解各阶段的发展特点及基本需要,从而为病人提供全方位的整体护理。

一、成长与发展的相关概念

1. 成长(growth) 又称生长,是指个体在生理方面的量性增长,是细胞增殖的结果。表现为机体整体和各器官的长大和形态改变,是量的变化。成长是可测量和可观察到的,临床常用的人体可测量指标有身高、体重、头围、胸围、骨密度及牙齿的生长等。

2. 发展(development) 又称发育。是人的生命过程中一种有顺序的、可以预测的功能及技巧演变过程。包括身、心两方面的变化,是质的改变,是学习的结果和成熟的象征。人必须不断地发展改变,才能有效地适应日趋复杂的环境变化。

3. 发展任务(developmental task) 是指个体在生命的特定时期出现的、并需要完成的任务或实现的生长发展目标,包括生理、心理、社会等方面。

4. 成熟(maturation) 是指生理上的成长与发展潜能得以充分发挥的过程,有狭义和广义之分。狭义的成熟是人体生理上的改变过程,一般由遗传基因决定。广义的成熟指人类在能力上的增进或老化过程,是成长与发展的综合结果。

5．年龄（age） 是衡量成长和发展的阶段性的指标之一。可以分为时序年龄和发展年龄。时序年龄指个体自出生之日起计算的年龄；发展年龄指身心发展程度的年龄,包括生理年龄、心理年龄、社会年龄、精神年龄、道德年龄等。

二、成长与发展的基本内容

1．生理方面（physiological） 体格的生长、各器官系统功能的增强和成熟。如体重的增加、肌力的增强、动作的协调等。

2．认知方面（cognitive） 获得和利用知识的能力增强,认知的过程包括感知、识别、解释、分析、综合等,认知能力可表现为观察力、判断力、记忆力、推理能力、想象力和对知识的运用能力。

3．情感方面（emotional） 个体对客观事物的态度体验的丰富性、稳定性和深刻性方面的变化。是一种主观的经历,包括喜、怒、哀、乐、悲、恐、惊、爱、恶、欲等基本情感。

4．精神方面（spiritual） 个体对生命的意义、生存价值的认识方面的变化。

5．社会方面（social） 个体在社会交往过程中所发展的与他人、群体及社会的相互作用的能力。

6．道德方面（moral） 个体的是非观、信仰和理想的形成。拥有不同的社会背景的人会形成不同的道德观念。

三、成长与发展的基本规律

1．可预测性 成长与发展具有一定的规律性,是按一定的顺序以可预测的方式进行的。

2．顺序性 成长与发展的顺序性表现出三个特征。

（1）头尾生长：指身体和动作技能的发展沿着从头至脚依次进行的规律。

（2）远近生长：指身体和动作技能的发展沿着从身体中心部向身体远端方向进行的规律。如肩和臂的动作最先成熟,其次是肘、腕、手、手指的动作发展最晚。

（3）分化生长：指身体和动作技能的发展沿着从一般到特殊、从简单到复杂的顺序进行的规律。

3．连续性和阶段性 每个阶段的发展都有各自的特征,每个阶段都有各自的发展任务,只有完成本阶段的发展任务后才能进入下一阶段的发展。

4．不均衡横性 成长与发展过程具有非等速、非直线的特征。表现在同一方面发展在不同年龄阶段速度不同,如身高的生长有高峰期；不同方面发展的速度是不均衡的,如神经系统发育先快后慢,生殖系统先慢后快。心理社会发展同样存在不平衡性。

5．差异性 每个个体虽然都经历相同的发展阶段,但受各种因素的影响,个体发展的速度、水平都会出现差异,表现出不同的发展水平、不同的个性特征。心理社会方面的发展随年龄越大个体差异性越大。

6．关键期 一般认为成长发展较快的阶段是人较关键的时期,如胚胎期前三个月、婴幼儿期、青春期等。

考点：成长与发展的基本规律

> **知识链接**

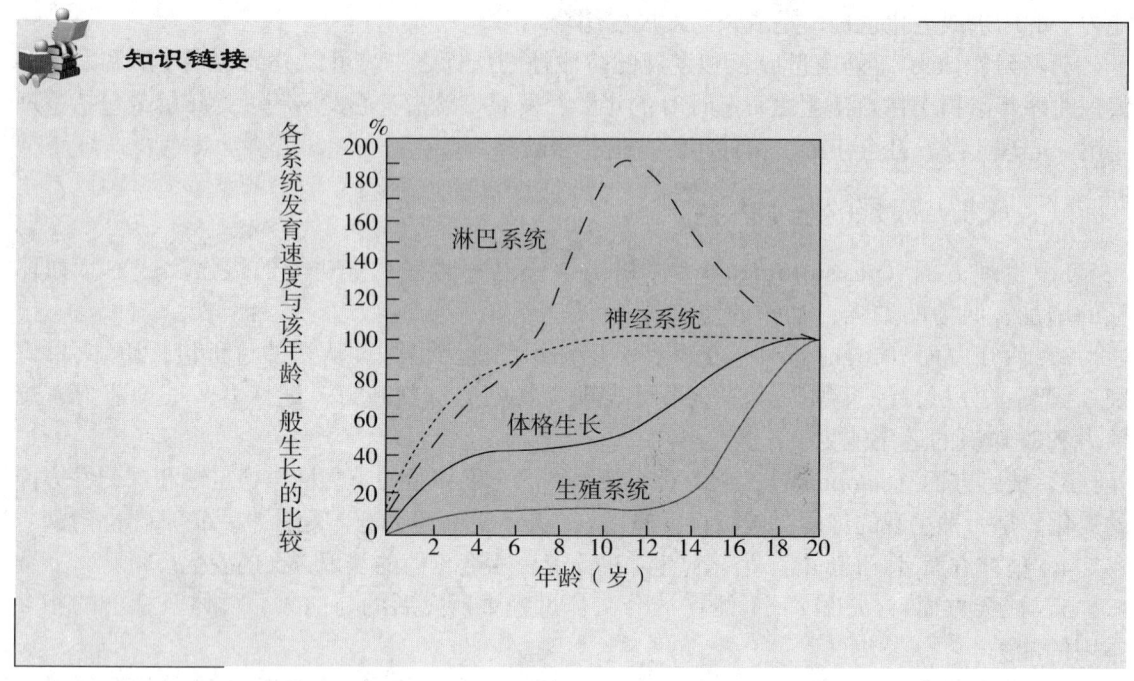

各系统发育速度与该年龄一般生长的比较

四、成长与发展的影响因素

1. **遗传因素** 遗传是影响人的成长与发展的重要因素之一。这种遗传的差异不仅影响人的身高、体型、外貌等方面,而且也影响人的性格、气质、能力等。

2. **个人后天因素** 人在成长与发展过程中身体的生长发育水平与健康状况,心理能力的发展水平和知识经验的积累水平等,均对后阶段的成长与发展产生影响。

3. **环境因素** 环境也是影响人的成长与发展的重要因素。主要包括家庭因素、学校因素、社会因素等。家庭可提供给人成长发展所必须的物质基础,满足人的基本需要,同时家庭也是培养儿童思想品德的重要场所,父母是孩子的第一任老师。学校是提供正规系统的教育及社交的场所。目的是帮助个体建立与家庭成员以外的人际关系及进行文化学习,给予个体将来立足社会所需的必要知识、技能和社会规范。社会文化环境的不同对人各发展阶段所需完成的任务有着不同的要求,不但影响儿童的教育、教养,还影响到人的就业、家庭的建立及自我价值的实现。

考点: 成长与发展的影响因素。

第二节　成长与发展的相关理论

一、弗洛伊德的性心理发展学说

弗洛伊德·西格蒙德(Freud Sigmund 1856—1939)犹太籍奥地利精神病医生、心理学家,精神分析学派创始人,被誉为"现代心理学之父",他通过精神分析法观察人的行为,结合他自己多年对精神病人的观察及治疗,创建了性心理发展学说,主要包括三大理论体系。

（一）弗洛伊德的意识层次理论（心理结构）

弗洛伊德认为人的心理活动是有层次的，可分为意识、前意识、潜意识三个层次，并形象地比喻其是漂浮在大海上的一座冰山。

1．意识（consciousness） 是指个体直接感知到的心理活动，是心理活动与现实联系的部分。是对自身身心状态以及外部环境中各种变化的综合觉察与认识。被喻为海平面以上冰山部分。

2．前意识（preconsciousness） 是介于意识与潜意识之间。有些感知常被压存在前意识这个层次、一般情况下不会被个体所觉察，但当个体的控制能力松懈时或经他人提醒时，偶尔会暂时出现在意识层次里、让个体觉察到。被喻为介于海平面上下，随着波浪起伏时隐时现的冰山部分。

3．潜意识（unconsciousness） 是人无法感知到的深层的心理活动部分。如一些本能冲动、需求、被压抑的欲望等因不符合社会道德和本人的理智，就无法进入意识层次而被个体所觉察，但它是整个心理活动的原动力，被喻为海平面以下的冰山部分。

（二）弗洛伊德的人格结构理论

弗洛伊德认为人格由本我（id）、自我（ego）和超我（superego）构成。人格结构中的三个层次相互联系、相互作用从而形成一个有机的整体，人格才得以正常发展。

1．本我（id） 处于潜意识深处，由先天的本能与原始的欲望组成。在心理发展中，年龄越小本我作用越大，婴儿几乎全部处于本我状态。本我按快乐原则行事，是人类非理性活动的部分，是"原始的人"。

2．自我（ego） 存在于潜意识中，是人格中理智而符合现实的部分。按现实原则（或称唯实原则）行事。自我寻求在现实允许的条件下让本我冲动能够得到满足，当本我的冲动与超我的控制发生矛盾时，由自我协调本我冲动与超我控制之间的矛盾，是人格的执行者，是"现实的人"。

3．超我（superego） 存在于意识中，是人格系统中最理性的部分，包括良心和自我理想两部分。按理想原则行事，是在社会规范和伦理道德监督基础上，自我限制本我的冲动，达到自我完美的高度，是"道德的人"。

（三）弗洛伊德的人格发展理论

弗洛伊德的人格发展理论也称为心理性欲发展理论。弗洛伊德的人格发展理论注重儿童性心理的发展，他认为人格发展理论按照顺序可以分为五个阶段，其中前三个阶段是人格发展的关键期。个体发展的内在动力是性本能，又称原欲。如果在某一发展阶段，个体的行为受到过分限制，相应的需要不能得到及时的满足，个体可能发生发展迟滞，就会出现人格的固结发展，产生一系列的心理问题。

1．口欲期（oral stage） 0～1岁，此期口部成为快感来源的中心，通过吸吮、吞咽、咀嚼等活动获得舒适和安全感，如果口部的欲望得到满足，则利于人格的正常发展，反之，可能导致发展障碍，出现人格固结，造成日后自恋、过度乐观或悲观、依赖、退缩、猜疑等，有的还会出现吸烟、酗酒、咬指甲、吮手指等不良行为。

2．肛欲期（anal stage） 1～3岁，肛门区成为快感来源中心，排便的控制和最终排泄可为幼儿带来快感。此期中父母如能适当训练，养成良好的排尿及排便的习惯，儿童将能够控制自己，养成讲卫生、守秩序的习惯。如果父母对儿童的排尿排便控制过严会形成洁癖、吝啬、固执、缺乏自我意识等特征。如果父母放任儿童排尿排便而不加以控制就会形成自以为是、肮脏、凶暴、无序等固结。

3. 性蕾期（phallic stage） 3～6岁，生殖器成为快感来源的中心，儿童觉察到性别差异，恋慕异性的父母，排斥同性的父母。此期若与同性的父母建立性别认同感，能够使儿童形成正确的性别行为和道德观念，形成与个体年龄、性别相适应的人格特征。否则会产生性别认同困难及其他性偏离行为。

4. 潜伏期（latent stage） 6～12岁，儿童早期的性欲冲动被压抑到潜意识中，此时精力主要放在智力活动和体育活动上，快感来源于外界环境的体验，喜欢与同性别的伙伴一起活动。此期发展顺利，可获得人际交往的经验，促进自我发展，反之则会造成强迫性人格特征。

5. 生殖期（genital stage） 12岁以后，生殖器重新成为快感来源的中心，此时精力逐步转向建立成熟的异性关系，并逐渐养成独立性与自我决策的能力，性心理的发展趋于成熟。如此期发育不良，可导致性功能不良或病态人格，难以建立两性关系。

二、皮亚杰的认知发展理论

让·皮亚杰（Jean Piaget，1896—1980），瑞士心理学家，发生认识论创始人。他先是一位生物学家，之后成为发生认知论的哲学家，更是一位以研究儿童心理学著名的发展心理学家。皮亚杰将儿童和青少年的认知发展分为四个阶段：感觉运动阶段、前运算阶段、具体运算阶段和形式运算阶段。皮亚杰认为所有儿童的认知和发展都依次通过这四个发展阶段而不能逾越其中的某一阶段。不过，不同的儿童通过这些阶段的速率可能会有所不同，儿童在不同时期，尤其是在过渡时期，还可能会表现出几个阶段的特点。

1. 感知运动阶段（感觉-动作期，sensorimotor，stage） 0～2岁，此期是儿童思维的萌芽阶段，处于该阶段的婴幼儿主要通过感觉和运动认知周围的世界，形成动作图式的认知结构，建立客体永久性概念。此阶段儿童的认知发展历经六个子阶段：

（1）反射运动阶段（use of reflexes）：0～1个月，此阶段最显著的认知发展过程是同化，以自发运动和基本的遗传性反射动作做出反应，如吸吮动作。

（2）初级循环反应阶段（primary circular reaction）：1～4个月，此阶段婴儿不断重复随机行为，可将不同图式整合在一起，形成一个循环反应。这是第一阶段反射活动的延续，一般与身体感觉有关。

（3）二级循环反应阶段（secondary circular reaction）：4～8个月，此期婴儿开始探索和关注身体之外的事物，并将有兴趣的动作重复使用，形成循环反应，这是智力的萌芽阶段。

（4）二级图示协调阶段（coordination of secondary schemata）：8～12个月，此阶段为感知运动阶段中认知发展的质的飞跃。婴儿的动作更加分化，能将自己的行为和目标联系起来，开始形成物体永恒的概念，意识到客观事物是永恒存在的。婴儿此期能分辨出母亲和陌生人，有一定的时间和空间概念。

（5）三级循环反应阶段（tertiary circular reaction）：12～18个月，此期幼儿会有意调整自己的行为，通过主动尝试来解决问题，能区分自我及周围环境。

（6）表象思维开始阶段（inventions of new means）：18～24个月，此期幼儿开始应用语言，具备延缓模仿的能力，并具有心理表征和简单的思维能力，感觉运动行为向智能活动过渡，逐步理解和建立时间、空间的概念。形成自我存在的明确概念。解决问题时，经过思维及简单的计划，不盲目尝试。

2．前运算阶段（前运思期，preoperational） 2～7岁，此期儿童已经能使用语言及符号等表征外在事物，但思维尚缺乏系统性和逻辑性。以自我为中心，观察事物时只能集中于问题的一个方面而不能持久和分类。此期可分为两个亚阶段

（1）概念形成前期（preconceptional stage）：2～4岁，能运用思维形成概念及形象，开始给环境中的刺激物赋予新的含义，但无法表达物体或人物间的逻辑关系。

（2）直觉思维期（intuitive thought）：4～7岁，逐渐形成时间、地点、人物的概念，开始进行简单的数学运算。能了解事物的因果关系，具有一定的原始推理能力，但对因果关系的推理往往不现实或错误。能分辨自上而下或自下而上的次序。

3．具体运算阶段（具体运思期，concrete operational） 7～11岁，此期儿童摆脱了自我为中心，能从两个或更多角度看待事物，但思维仍然具有零散性及孤立性，不能将逻辑思维结合成各种可能的变换形式，缺乏抽象性。儿童的此时的智慧活动具有了守恒性和可逆性。

4．形式运算阶段（形式运思期，formal operational） 11岁以后，皮亚杰认为青春期是人达到最终思维形式或思维成熟的时期，思维能力已接近成人水平，进入纯粹抽象及逻辑思维形式。能通过假设推理来解决问题、思考问题摆脱了具体事物的束缚，开始有了远大理想，并开始思考、理解社会存在、公正、真理及道德等抽象问题。

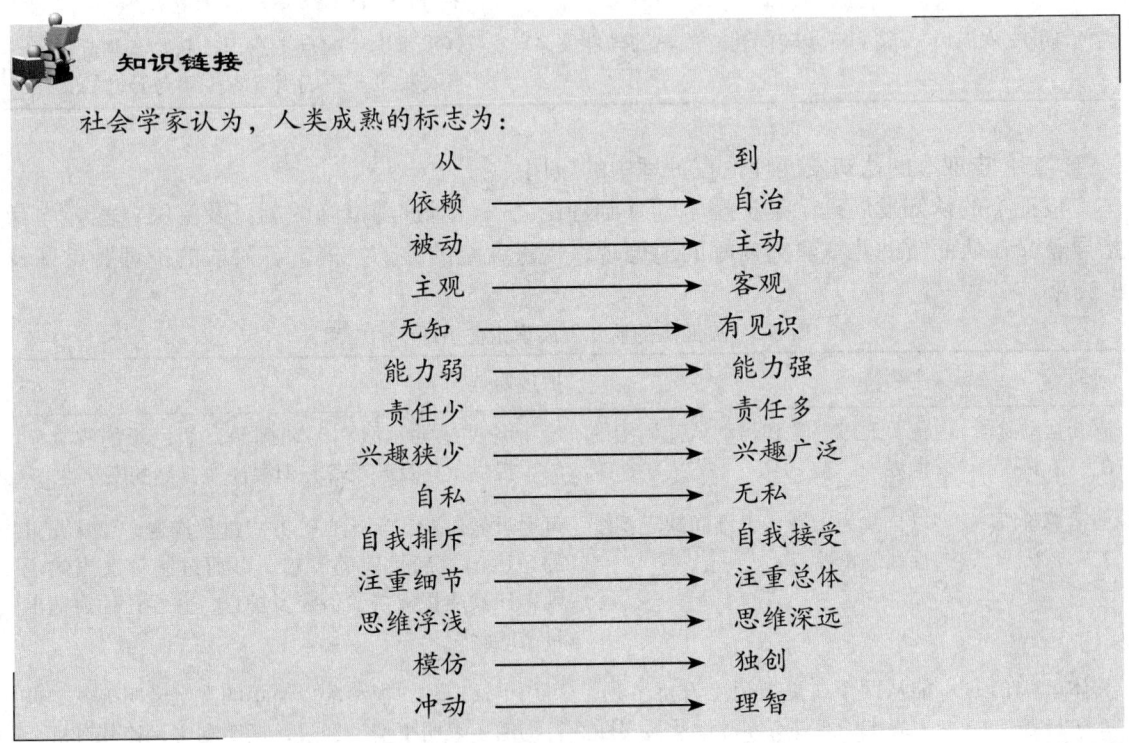

知识链接

社会学家认为，人类成熟的标志为：

从	到
依赖 →	自治
被动 →	主动
主观 →	客观
无知 →	有见识
能力弱 →	能力强
责任少 →	责任多
兴趣狭少 →	兴趣广泛
自私 →	无私
自我排斥 →	自我接受
注重细节 →	注重总体
思维浮浅 →	思维深远
模仿 →	独创
冲动 →	理智

三、成长与发展理论在护理中的应用

（一）弗洛伊德的人格发展理论在护理中的应用

弗洛伊德的主要贡献是发现潜意识及它在人类行为中所起的重要作用。有助于护士观察病人潜在的心理需要，正确理解和评估不同年龄阶段的病人外在的焦虑、愤怒等异常情绪和

反常作为一种心理防卫所反映的内心深处的心理需要和期盼,给予其适当的解释与预见性的护理,并根据不同年龄的人格和行为特点,从而采取不同的护理措施,帮助病人顺利解决各阶段的发展危机,促进人格健康发展,预防人格发展障碍。各阶段的护理要点见表3-1。

表3-1 弗洛伊德的人格发展理论在护理中的应用

阶段	主要特征	护理要点
口欲期0~1岁	原欲主要集中在口部	及时恰当的喂养,适度的抚触,给幼儿带来舒适及安全感,以利于正常情绪及人格的发展
肛欲期1~3岁	原欲主要集中在肛门部	恰当的排便训练,培养自我调控能力,要常鼓励多表扬,避免训练过早、过严
性蕾期3~6岁	原欲主要集中在生殖器	引导儿童对性别的正确认同,帮助其解决恋父或恋母情结的矛盾冲突,有助于其日后建立良好的两性关系
潜伏期6~12岁	精力主要放在智力活动和体育活动上	为儿童创造参加各种活动的机会,鼓励其认真学习,积极锻炼,包括做游戏、看书学习、体育活动等
生殖期12岁以后	精力逐步转向建立成熟的异性关系	尊重青少年的自主意识,鼓励其独立思考,自我决策,正确引导青少年与异性的交往

(二)皮亚杰的认知发展理论在护理中的应用

皮亚杰的认知发展理论是护理学的基础理论之一,对护理措施的制订及健康宣教等均有指导意义,从而帮助儿童建立良好的道德观,促进儿童的道德发展。各阶段的护理要点见表3-2。

表3-2 皮亚杰的认知发展理论在护理中的应用

阶段	主要特征	护理要点
感知运动阶段0~2岁	主要通过感觉和运动认知周围的世界	给予各种感觉刺激和运动刺激,如色彩的视觉刺激,提供玩具及游戏等,但要注意物品的安全性
前运算阶段2~7岁	以自我为中心,思维尚缺乏系统性和逻辑性	可通过做游戏、玩玩具等方式进行沟通,要从儿童的角度出发满足他的需求,可通过制订适当的规则,让其能积极接受治疗及护理,并要让他表达出自己的感受
具体运算阶段7~11岁	能从两个或更多角度看待事物,但思维仍然具有零散性及孤立性	可用卡通图片、模型配以简单的文字说明等方式进行沟通。表明事情的经过,摆明利害,让其有机会进行选择
形式运算阶段11岁以后	思维能力已接近成人水平,进入纯粹抽象及逻辑思维形式	对其实施治疗或护理时,要详细地阐明事情的经过及利害关系,鼓励他做出合理选择,不嘲笑或否定他的想法,要尊重其隐私

考点: 皮亚杰的认知发展理论各阶段的护理要点

小结	成长与发展贯穿于人的生命全过程，人生成长和发展的不同阶段都有不同的生理及心理上的特点和特殊的问题需要解决。护士所服务的对象是各个年龄阶段的人，因此护士必须学习成长与发展理论，掌握成长、发展、成熟的概念，知道成长发展的基本规律、内容，掌握弗洛伊德的性心理发展学说及皮亚杰的认知发展理论对生命过程的各阶段正常发展情况及各阶段的心理特点、行为特征和基本需求的论述，从而提供符合护理对象需要的个性化整体护理。

（司继娟　王兴英）

第四章 人的基本需要

> **学习目标**
> 1. 说出需要的概念、分类、马斯洛的人类基本需要层次论。
> 2. 归纳影响满足的因素、需要与护理。
> 3. 知道凯利希的人类基本需要层次论。
> 4. 运用马斯洛的人类基本需要层次论为病人更好地服务。

案例

患者，女，35岁，两天前因乳腺癌住院，定于三日后手术。病人检查各项生化指标平稳。但病人入院以来沉默不语，暗自流泪，焦虑，失眠。

思考：请从人的基本需要理论的角度，分析病人有哪些基本需要亟待解决？

在生命的整个过程中，人无论处于哪个发展时段，无论位于哪种社会背景下，无论采取哪种生活方式，人们都会依据现状，提出各种各样的需要。需要是否能够得到满足，直接关系到个体的身体健康水平。当需要得到满足时，就会使个体保持身心愉悦，处于健康状态，如果需要不能得到满足，就会使个体处于一种焦虑、烦躁之中，身心平衡就会被打破，出现相应的身心问题，严重的时候导致疾病的发生，甚至威胁个体的生命安全。

通过对人的基本需要的学习，可以使护士更好地理解需要对于个体健康的重要性，以便更好满足服务对象的需要，以促进服务对象的健康。

第一节 概 述

一、需要的概念

人作为有机的生物体，为了自身的生存，必须依赖于空气、水、食物和阳光；为了种族的延续，必须有繁衍后代的需要；为了提高精神生活水平，必须有文化、科学和艺术等方面的需要。

不同学科对于需要的概念都有不同的解释。如：美国心理学家默里（H. A. Murray）认为需要是个体行为所必需的力量的源泉；护理学的创始人南丁格尔则认为需要是"新鲜的空气、阳光、温暖、环境及身体的清洁、排泄及各种防止疾病发生的需求。"而另一位护理理论家奥兰多对需要的定义则是："人的一种需要，一时得到满足，就可消除或减轻其不安与痛苦，维持良好的自我感觉，获得舒适感。"

综上所述，需要是有机体、个体和群体对其生存与发展条件所表现出来的依赖状态，是个体和社会的客观需要在人脑中的反映，是个人的心理活动与行为的基本动力。

人体的基本需要就是个体生存、成长与发展，维持其身心平衡的最基本的需要。它是人类所共有的，不分种族、年龄和性别，一旦缺乏就会导致机体平衡被打破进而引起疾病。

二、需要的分类

（一）二维分类法

1. 根据需要的起源分类，需要分为自然性需要和社会性需要。

（1）自然性需要：是机体本能的需要。包括：饮食、排泄、运动、睡眠、求偶等。

（2）社会性需要：是机体后天习得的需要。包括劳动生产、社会交往、知识累积的需要。

2. 根据需要的内涵分类，需要分为物质需要和精神需要。

（1）物质需要：是指人们对自然界及社会物质产品产生的需要。如空气、水、电、房屋、衣服。

（2）精神需要：是指人在认识、交往、审美、创造等方面的需要。

（二）多维分类法

根据多维分类法，人的基本需要分为生理性需要、社会性需要、情绪性需要、智能性需要和精神性需要五大类。

1. 生理性需要　是维持人体正常生理功能的需要。包括：空气、水、饮食、睡眠等。

2. 社会性需要　是人与人交往过程中产生相互作用的需要。包括：沟通、社交、爱与被爱、尊重与被尊重。

3. 情绪性需要　是人对外界刺激产生的心理体验的需要。如快乐、悲伤、生气、满足、失落、恐惧等。

4. 智能性需要　是人对外界事物的认知和思考方面的需要。如对知识的学习、对事物的探究、对问题的思考。

5. 精神性需要　是人的精神寄托、精神信仰等的需要。如佩戴某种信物、信仰佛教等。

综上所述，无论种族、年龄、性别，人的基本需要大致相同，但是不同的人处于不同的发展阶段、不同的文化背景、不同的生活环境，所产生的需要也不尽相同。各种需要间相互联系、相互作用、互相制约。当各种需要处于基本平衡状态时，人可以保持身心的健康。一旦某种需要不能得到满足，人体的平衡状态就会被打破，就会导致某些疾病的发生。

三、影响需要满足的因素

需要是人类从事各种活动的基本动力。当一个需要得满足时，另一个需要就会产生。人总是尽自己最大能力来满足自己的各种需要。但是需要在得到满足前会受到多种因素的影响和限制。这些影响和限制因素包括内在的生理因素、情绪因素等方面因素，外在的环境因素、社会因素和文化因素等因素。护士为了提供给病人好的服务，满足病人的基本需要就要对病人的各种需要及影响需要的各种因素做出正确的评估。影响需要满足的因素主要有：

（一）内在因素

1. 生理因素　包括饥饿、疲乏、疼痛、生理缺陷、疾病等因素，将影响或限制人对基本的需要的满足。如对于患有生理缺乏的病人如口吃、跛行等，这类病人不愿意与陌生人沟通，会有自卑、孤独感，使其变得自闭而孤僻，影响了他们在人际交往中对于社会性的基本需要；心功能衰竭的病人，心功能的障碍导致体内循环的障碍，人体会出现缺氧、各种代谢紊乱，而使人体对于氧气、排泄的基本需要不能得到满足；胃肠功能紊乱，将影响人对于食物的消化和吸收功能，而使人体对于营养物质的基本需要不能得到满足。

2．情绪因素　包括焦虑、恐惧、烦躁、兴奋等因素均可影响和限制人对基本需要的满足。如病人在手术前会出现焦虑、恐惧等心理情绪，导致病人在术前出现失眠，另外过度的兴奋也同样使病人出现入睡困难而出现失眠，两者都会影响人对睡眠的基本需要不能得到满足。

3．认知因素　包括个人对知识的掌握程度，对问题的理解程度等可影响或限制人对基本需要的满足。如孕妇缺少有关饮食的知识，会使孕妇本身及胎儿的营养失衡，影响人体对健康的需要不能得到满足。

4．其他的个人因素　包括价值观、个人性格、生活习惯和生活经历等可影响或限制人对基本需要的满足。如长期吃素，会导致机体营养素吸收不合理，从而影响人对健康的需要不能得到满足。

（二）外在因素

1．环境因素　包括陌生环境、空气污染、生活环境恶劣等可影响或限制人对基本需要的满足。如在陌生的环境下，人会产生恐惧、焦虑等心理体验，影响人对安全的需要不能得到满足。

2．社会因素　包括人际关系不良、经济状况不好、群体压力过大等可影响或限制人对基本需要的满足。如人际关系不好，会导致个体出现被孤立，影响人对爱与归属的需要不能得到满足。

3．文化因素　包括文化程度、道德规范、宗教信仰等可影响或限制人对基本需要的满足。如相信封建迷信的人在生病后不积极进行治疗，甚至拒绝治疗，导致病情延误，从而影响人对健康的需要不能得到满足。

第二节　与需要相关的理论

人的一切行为活动都源于人对某种需要的满足。从古至今，许多心理学家、哲学家、社会学家和护理学家都从各自专业理论的角度深入探讨了人的基本需要，形成了不同的理论。包括马斯洛（Abraham H. Maslow）的需要层次论、阿尔德福（Clayton Alderfer）的ERG（existence, relatedness, growth）理论、麦克里兰（David McClelland）的"三种需要"理论等。其中著名的理论是马斯洛的人类的基本需要层次论。

知识链接

亚伯拉罕·马斯洛（1908—1970），犹太裔美国人。著名心理学家，为人本心理学的奠基人之一，被称为"人本心理学之父"，并在1967年被选为美国心理学会主席。马斯洛一生共出版了《动机与人格》《存在心理学探索》等6部重要专作，并先后发表了140多篇论文。1961年马斯洛与朋友共同创办《人本主义心理学期刊》，并于1962年成立了美国人本心理学会。马斯洛将毕生精力都放在对于心理学的研究上，对心理学的发展做出了巨大贡献。

一、马斯洛的人类的基本需要层次论

马斯洛通过对产生需要的动机的研究，将人的需要分为基本需要和特殊需要。他认为人的基本需要是由人的体质和遗传因素决定的，是人类所共有的；特殊需要是在不同社会文化背景下产生的需要，如服饰、嗜好等。

（一）马斯洛的人类的基本需要层次论

马斯洛根据需要的不同层次，按需要的重要性和发生的先后顺序，将需要由低到高分为五个层次，即生理的需要、安全的需要、爱与归属的需要、尊重的需要和自我实现的需要（图4-1）。

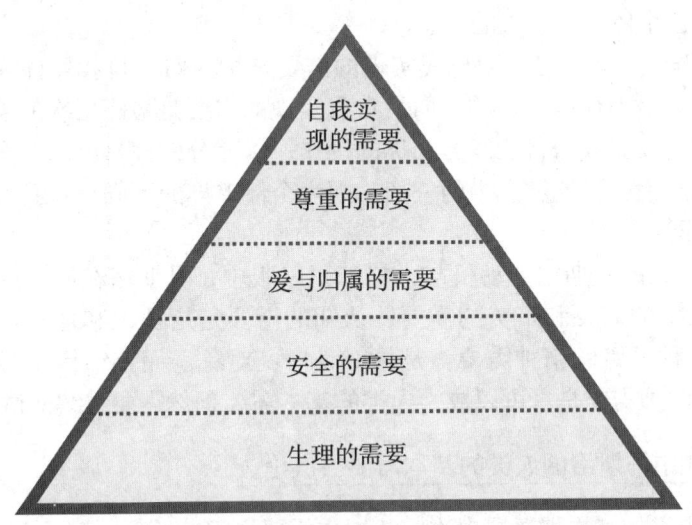

图4-1　马斯洛的"人类的基本需要层次论"示意图

1．生理的需要　生理的需要是人类生存和种族延续的最基本的需要。包括空气、水、食物、排泄、睡眠、适宜的温度和性爱等。生理需要是人类低层次的需要，也是人类最原始的、最基本的、占有最强优势的需要。只有当生理需要得到满足时，人们才会有其他更高的需要产生。如一个面对饥饿的人会不顾自身安全和尊严采取一切可能的方法得到自己需要的食物。当生理需要不能得到满足时，就会给人类的生存造成危险。

2．安全的需要　马斯洛认为在生理需要得到相对充分的满足时，就会产生更高一级的安全的需要。安全的需要包括两个层次的需要，即生理上安全的需要和心理上安全的需要。前者是指在为防范现存的或潜在的危险个体做出的自我保护，以使机体处于一种生理上的安全状态，如近视眼病人就需要配戴相应眼镜以保证视物清楚，骑摩托车的人佩戴安全头盔是为了防止意外以保证自身安全的需要。后者是指个体心理上的一种安全感，避免恐惧、焦虑、忧郁等。如个体希望在熟悉的环境生活和工作，希望工作稳定、生活有保障、不希望失业、失学等，以满足个体对安全的需要。

3．爱与归属的需要　爱与归属的需要是指每一个人都需要爱与被爱，同时也需要接纳他人与被他人接纳，以保持良好的社会关系。当生理的需要、安全的需要得到满足后，爱与归属的需要就会产生，并成为个体此时的中心。如个人在遇到困难的时候希望有熟识的人可以倾吐心事，说出自己的意见，甚至可以发牢骚，以满足自己爱与归属的需要。

爱与归属的需要与个体的经历、性格、生活习惯、宗教信仰等有着密不可分的关系，而且这一需要又是无法测量，也很难察觉的。当这一需要不能得到满足时，个体很难建立良好的社会关系，而使个体产生寂寞、孤独、自卑、绝望，从而对个体的身心发展造成不良影响。

4．尊重的需要　尊重的需要包括两方面即自尊与他尊。自尊是个体对自己的尊重，如个体渴望得到自信、成就感等；他尊则是指个体需要别人的尊重，如个体渴望得到他人的肯定、认同和重视等。当尊重的需要得到满足后，个体会表现为独立、坚强、自信等，反之个体会表现为孤独、虚弱、自卑等。

尊重的需要很少能够得到完全的满足，但只要基本满足此需要就可以产生一种动力，此种动力的产生，可以让个体保持持久的斗志。

5．自我实现的需要　马斯洛认为自我实现的需要是指人对于自我发挥和自我完成的欲望，也就是一种使人的潜力得以实现的倾向。自我实现的需要是最高层次的需要。要想满足自我实现的需要，就需要完成与自己能力相称的工作，以充分发挥自己内在潜力，使自己成为一个独特的人，成为自己能够成为的一切。因为个体差异的不同，自我实现需要得以满足的程度和方式也不同。

在1970年修订出版的马斯洛《动机与人格》第三版中，马斯洛在原有的五个层次基础之前，再次提出了认知的需要和审美的需要。认知的需要是指认识和理解自己和世界的需要。审美的需要是一种高级的精神需要，是指对秩序、对称、完整结构及行为的完美的需要。但是现在对于这两种需要是否可以成为人类的基本需要仍然需要继续探讨。

考点： 护士执业中马斯洛的人类的基本需要层次论。

（二）马斯洛的人类的基本需要层次论中各层次需要之间的关系

1．各层次需要在人类中均普遍存在，其中生理需要是最重要的，也是最基本的、最低层次的需要，必须首先得到满足。

2．当低层次的需要得到满足时，高层次的需要才会出现，并渐渐变得明显和强烈。

3．各层次的需要得到满足的持续时间不同　生理需要中的一些需要是必须持续供给，如个体对于氧气的需要；当然有一些生理需要是可以暂缓满足或延后满足的，如睡眠、饮食等。

4．各层次的需要出现顺序并不固定　不同个体在不同的条件下需要出现的顺序会有所不同。如某些人认为尊严很重要，为了维护自己的尊严可以放弃自己的生命。

5．各层次的需要呈重叠出现　当一种需要得到满足时，更高一层的需要就会产生，但新的需要的产生是要经过由无到有、由弱到强的过程，所以在前后两个层次之间会有一段重叠出现。

6．越高层次的需要，满足需要的方式和过程个体差异越大　如每个人的理想都不同，为了实现自己的理想采取的方法和所经历的过程均不相同。而不同的方式和过程与个体的性格、学识、家庭背景等有关。

7．各层次的需要满足程度与个体的健康息息相关　当各层次的需要都能得到满足时，个体处于最佳状态。一旦需要得不到基本满足，个体就会失去平衡，就会以产生疾病。

二、凯利希的人类的基本需要层次论

美国护理学家理查德·凯利希（Richard Kalish）在马斯洛基本需要层次论的基础上，提出了刺激的需要，使基本需要层次论变为六个层次（图4-2）。凯利希认为刺激的需要包括性、活动、探索和好奇等。如儿童需要通过活动、探索和好奇心等了解周围的环境，适应环境，促进身体生长发育；成人通过活动、探索和好奇心等满足自己寻求刺激、追求新鲜感、丰富多彩的生活的需要。而在追求刺激的过程中，往往会忽略自身生命安全。故刺激的需要列在了生理的需要之后和安全的需要之前。

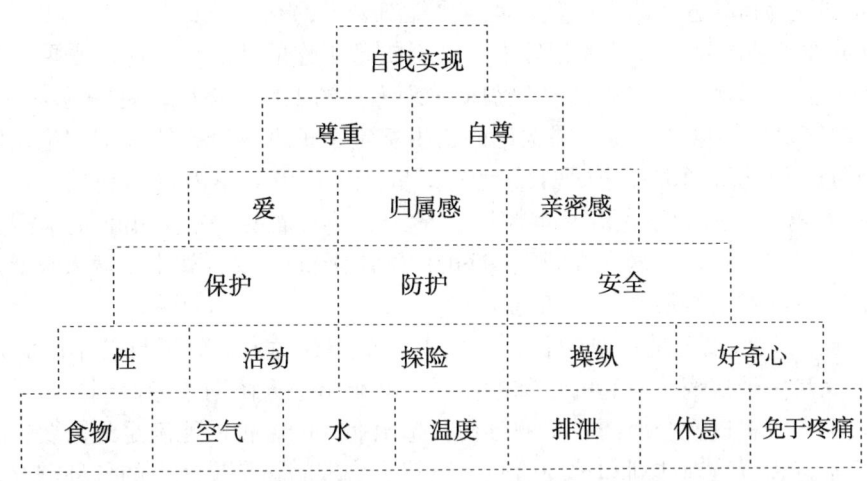

图4-2 凯利希的"人类的基本需要层次论"示意图

三、需要理论在护理中的应用

（一）需要理论对于护理的意义

护理工作的服务对象是人，护理工作的目的是满足病人的各种需要，可见马斯洛的"基本需要层次论"等理论对于护理工作的重要指导作用。其对护理的意义具体表现在：

1. 对于护理工作实践的意义

（1）有助于识别病人未满足的需要：护士按照基本需要的不同层次，从整体护理的角度，系统地收集资料和整理、分析资料，识别病人在各个不同层次的尚未满足的需要。这些尚未满足的需要就是护理人员需要帮助病人解决的护理问题。

（2）预测病人可能出现的或尚未表现的需要：针对病人可能出现的护理问题，采取相应的护理措施，满足病人的基本需要。如新入院的病人会担心病情、对周围环境感觉陌生，从而产生焦虑、恐惧、缺乏安全感等。为解决病人的这些问题，在病人入院之初，护士就应该向病人介绍自己、介绍主治医师、介绍病区的环境及病房病友，以满足病人的基本需要。

（3）领悟和理解病人的行为和情感：用于基本需要层次论的相关内容分析病人存在的护理，有助于护士更好地理解病人的行为和情感。如病人入院后会想家、会渴望家人的陪伴，从而产生爱与归属感的需要；手术前的病人会产生恐惧、焦虑、失眠等症状，从而产生了安全的需要。

（4）根据需要的层次，有助于识别病人护理问题的轻、重、缓、急。首先护士需要解决的护理问题为满足病人生理需要，如缓解缺氧、补充大量失血等；其次解决安全的需要，如无菌操作、安装护栏等；再次解决爱与归属的需要，如护士应鼓励病人家属多来医院探望，护士也应主动与病人进行沟通，并注意沟通的技巧；第四解决尊重的需要，如为病人进行操作时遮挡屏风，要注意保护病人的隐私等；最后指导病人正确对待自己的疾病，促进病人早日康复，为自我实现的需要的满足创造条件。

2．对护理理论的意义　需要层次论为护理理论提供理论基础。凯利希、韩德森、奥瑞姆等均以马斯洛的需要基本层次论为基础。

3．对护理教育的意义　需要层次论为护理教育提供理论基础。一部分护理学院会以人的基本需要理论为指导进行课程设置，使其更能符合人的基本需要。

4．对护理管理的意义　护理管理人员针对护理工作的特殊性，应用需要理论，满足护理人员不同阶段的基本需要，以便充分调动护理人员的工作积极性，更好地为病人服务。

5．对护理研究的意义　需要层次论的提出奠定了护理学研究的基础理论，同时也为护理学的研究打开了新的思路。护理工作者在研究正常人的基本需要的基础上，开始探索特殊人群的基本需要，如老年人的基本需要、孕妇的基本需要、新生儿的基本需要、病人的基本需要等。同时也在探讨病人在患病期间的更高层次的需要，如术中病人自尊需要等。

（二）应用需要理论满足病人的需要

一个健康的人可以满足自身的各种需要，但是作为病人，除了自己不能满足自身需要外，更不能满足由于疾病所引起的特殊的需要，必须由他人协助才能得到满足。因此，护士必须对其收集的资料进行全面而系统的分析，指出病人的各种未能满足的需要，提出相应护理问题，并制订相应护理计划和护理措施，以解决护理问题满足病人的各种需要，促进疾病的恢复。

病人在住院期间可能出现的未满足的需要和满足途径：

1．生理的需要　缺氧、水电解质紊乱、营养失调等是病人常出现的未能满足的需要。护士通过认真收集材料，仔细分析资料，及时发现病人存在的问题，并采取相应措施，以满足病人的需要。

2．刺激的需要　对于行动不便的长期住院病人，会导致病人肌肉萎缩，因长期不与外界接触，会导致病人出现情绪低落等。因此，护士应当利用现有条件来满足病人的对于刺激的需要。如协助病人进行肢体活动、经常给予翻身等以防止肌肉萎缩；另外通过改善医院周围环境以满足病人追求刺激的需要，如改变医院环境颜色的搭配、改变医护人员衣服的颜色和花色等。

3．安全的需要　因环境陌生、担心病情等原因会导致病人安全感下降。因此，护士要及时向病人介绍病区环境，耐心解答病人提出的一切问题，尽量避免各种因素给病人造成不良影响，以增强病人的安全感。

4．爱与归属的需要　住院病人与医护人员陌生、与周围的环境陌生，又与家人分开，会产生无助感、恐慌感等，严重时会影响疾病的治疗效果。因此，护士要从衣、食、住、行等方面多关心病人，建立良好的护患关系，并鼓励病人家属多与病人进行沟通，以满足病人爱与归属的需要。

5．尊重的需要　住院病人因其疾病原因会出现行动不便，需要依赖他人帮助，隐私得不到保护，由此病人会担心自己成为家人和社会的负担。因此，护士在工作中要礼貌对待病人，尊重病人，在做各项操作时要注意保护患者的隐私，以满足病人对于尊重的需要。

6. 自我实现的需要 疾病会导致病人某些能力的丧失，如失明、失聪、截肢等，使病人悲观、失望，甚至对生活失去信心。因此，护士要鼓励病人多与外界接触，表达自己的想法、追求，并教会病人相应的生活技巧，以使病人更好地适应社会，重新树立生活目标，以满足病人自我实现的需要。

各种需要能否得到满足关系着个体的生存和发展，并与维持个体身心平衡密切相关。病人作为需要提供帮助的特殊人群，要求护士给予更多的关怀、爱护。为更好地为病人服务，需要我们的护士能应用基本需要层次理论，了解病人未能满足的需要，采取相应措施，以促进病人康复。

小结	需要作为个人心理活动与行为的基本动力，包括生理性需要、社会性需要、情绪性需要、智能性需要和精神性需要。 马斯洛的人类的基本需要层次论，包括生理的需要、安全的爱与归属感的需要、尊重的需要、自我实现的需要。 凯利希在马斯洛的人类的基本需要层次论基础上，提出了刺激的需要，使基本需要层次论变成为六个层次。 护士在工作中充分运用人的基本需要理论相关知识，有利于护士了解病人的基本需要，帮助病人解决实际问题，使护患关系更为和谐。

（周杨平）

第五章 压力与适应

> **学习目标**
> 1. 说出压力、压力源与适应的概念。
> 2. 归纳压力源的分类、压力相关学说。
> 3. 知道压力对健康的影响、病人面临的压力及护士工作中的压力。
> 4. 运用压力与适应理论制订病人预防及应对压力的策略、护士工作中压力的应对策略。

第一节 概　述

> **案例**
> 某医院外科接收一名女病人，20岁，职业芭蕾舞演员，因意外交通事故，造成右下肢粉碎性骨折，行截肢手术后生命体征稳定，麻醉清醒后得知伤情，无法接受残酷的现实，情绪非常激动，拒绝接受任何治疗与护理。
> 思考：（1）此患者有哪些压力反应？
> （2）如果你是该患者的责任护士，应该采取哪些护理措施？

压力是一种跨越人格、文化、时间的全人类经验，每个人都可能经历生理上的、情感上的、精神上各种各样的压力。压力将社会心理事件与疾病紧密联系起来，护理人员学习压力和适应的相关知识，有利于了解病人的生理及心理变化，以采取相应的护理措施，减轻压力对机体的影响，提高病人的适应能力，促进病人的身心健康。

一、压力的概念

压力（stress）又称应激或紧张，这个词源于拉丁文"stringere"，意为紧紧拉住的意思。"压力在不同的学科领域有不同的解释。心理学家认为压力是一种特殊的情绪，可以用焦虑等反应来描述；而生理学家则用血压升高、心跳加速等生理现象来描述。虽然对压力的解释看法不统一，目前多从刺激、认知评价及反应三个方面来阐述。

1. **刺激的角度**　即从引发压力的刺激着手进行研究，探索引起压力反应的刺激物的特点，从而控制或减少刺激，减轻个体的压力反应。在这方面研究的代表人物为霍姆斯（Thomas Holmes）和拉赫（Richard Rahe）。

2. **从认知评价的角度**　由于同样性质的压力在不同个体身上可有不同的反应，因此个体的认知评价在调节刺激物与压力反应中起着重要作用。该观点认为在压力反应起主导作用的是个体的认知评价而不是环境刺激的直接结果。当刺激进入人体，通过认知评价，认为该刺激是紧张性刺激时，才能引起个体的压力反应。因此压力是个体与环境间失衡而产生紧张的决策。在这方面研究的代表人物为拉扎勒斯。

 知识链接

理查德·拉扎勒斯简介：

理查德·拉扎勒斯（Richard Stanley Lazarus 1922.03.03—2002.11.24），美国心理学家，美国压力理论的现代代表人物之一，他从20世纪60年代开始对压力进行心理认知方面的研究，提出了压力与应对模式。1947年在匹兹堡大学获得哲学博士学位。然后执教于约翰·霍普金斯大学和克拉克大学，并在克拉克大学担任临床训练主任。1957年起，供职于加利福尼亚大学柏克莱分校，1991年退休后任名誉教授。

3．从反应角度　将压力作为反应，认为压力是紧张性的刺激物作用于人体后所产生的一种反应状态。该观点认为压力在生理学上是指人体对加诸于他的需求所做出的非特异性反应。在这方面研究的代表人物为塞利。但目前普遍认为：压力是个体对作用于自身的内外环境刺激做出认知评价后引起的一系列非特异性的生理及心理紧张性反应的过程。

考点：压力的概念

二、压力源的概念

压力源（stressor）又称应激源或紧张源，是指那些能引起机体稳态失调，使个体产生压力反应的内外环境中的刺激。压力源存在于生活的各个方面，既可以来自于外部，也可以来自于个体的内部；既可以是躯体的，也可以是心理社会的。根据压力源的性质可以分为四类，见表5-1。

考点：压力源的概念及分类

表5-1　压力源的分类

分类	含义	内容
躯体性压力源	对身体直接产生刺激作用的刺激物，包括各种理化因素和生物性因素等	①物理因素　温度、湿度不当，光线过强或过暗，放射线，医疗环境的噪音等 ②化学因素　药物的毒副作用、水源污染、空气污染等 ③生物因素　病毒、细菌、寄生虫等微生物 ④生理因素　经期、妊娠期、分娩期、更年期的改变 ⑤病理因素　各种疾病引起的改变，外伤、疼痛、手术
心理性压力源	由大脑中的紧张信息而产生的刺激	工作不顺或难以胜任、考试、竞赛、竞聘结果不理想等造成的心理挫折及心理冲突；不切实际的期望、不祥预感等
社会性压力源	因各种社会现象及人际关系而产生的刺激，包括社会各层面的及个体性的社会现象或人际关系	小到个人生活的变化、日常困扰，大到社会生活中的重要事件，如意外事件、下岗、丧亲、离异、人际关系紧张、战争、自然灾害（如地震、水灾、海啸、火灾）等
文化性压力源	文化环境的改变对个体产生的刺激	文化性迁徙，即从一种语言环境或文化背景进入到另一种语言环境或文化背景中，小到社区、城市、区域或国家

三、压力对健康的影响

压力对人体的作用是双重的,既可以促进人体健康,也可以损害人体健康。适当的压力可以动员机体非特异性适应系统,从而使机体适应能力增强,产生对疾病的抵抗力。然而,强烈的压力刺激或长期的压力状态,会降低机体抵抗能力、使机体适应机制失效,导致不同程度的躯体或心理疾病。有研究表明,现代社会中有 50% ~ 80% 的疾病与压力有关。

1. 压力对大脑的影响 压力可以促使大脑皮层释放激素,使机体做好处理危险的准备。适当的压力时,大脑运行更加迅速,持续高压状态时,大脑就无正常工作。造成记忆力减退、注意力不集中、丧失意志力等,会养成酗酒、吸烟、暴食、暴饮等不良习惯。

2. 压力对胃肠及心血管的影响 压力可以促使血液从消化系统转向主要肌肉群。长时间持续压力状态时,会出现消化系统疾病,比如应激性肠综合征、胃及十二指肠溃疡、结肠炎、慢性腹泻等。

压力对整个心血管系统的抑制作用会造成高血压、冠心病等,紧张、焦虑、易怒、悲观的人突发心脏病的概率会更高,对压力越敏感的人群心脏病的发病率也越高。

3. 压力对皮肤的影响 压力能导致激素分泌失调,而粉刺等皮肤性问题通常都与激素失调有关,压力通常会延长皮肤问题发生的时间。长期压力还会引起银屑病、荨麻疹等各类皮炎。

4. 压力对情绪的影响 压力能引起多种情绪反应,如焦虑、忧郁、否认、怀疑、依赖、自卑、孤独、恐惧、愤怒等。

5. 压力对免疫、内分泌系统的影响 持续高压力状态会降低机体对外界致病因素的防御能力,破坏机体内分泌的平衡,可以诱发偏头痛、多发性硬化症、糖尿病等。

第二节 与压力有关的理论

一、塞利的压力与适应理论

汉斯·塞利(Hans Selye 1907—1982)是加拿大生理心理学家。应激一词,也是首先由塞利于 1946 年应用于医学领域,他于 1962 年就读医学院二年级时开始对压力的研究,并通过对人体与动物的大量研究,于 1950 年出版了第一本专著《压力》,提出了"压力与适应学说"。经过反复的临床研究和实验,提出了应激和全身适应综合征的理论,受到了医学界的重视,并被广泛用于医学理论和临床实践。

塞利认为压力是个体对环境刺激产生的非特异性反应,而非特异性反应就是机体对作用于它的压力源所进行的调整。这种反应包括一般适应综合征(general adaptation syndrome,GAS)和局部适应综合征(local adaptation syndrome,LAS)。GAS 是人体对压力源的全身性、紧张性、非特异性的反应。LAS 是机体在出现全身反应的同时所出现的某一器官或区域内的反应。压力反应一般可以分为以下三个过程。

1. 警觉期 机体在压力源的刺激下,出现以交感神经兴奋为主的改变,表现为血糖、血压升高、心跳加速、肌肉紧张度增加等。这种复杂的生理反应的目的是唤起机体的防御能力以维护稳定状态。

2. 抵抗期 此期以副交感神经兴奋及机体对压力源的适应为特征。机体与压力源形成对峙。对峙的结果有两种：如果机体成功抵御了压力，内环境重建稳定；如果压力过大，机体无法克服，则进入衰竭期。

3. 衰竭期 由于压力源过强或长时间侵袭机体，使机体的适应性资源被耗尽，抵抗能力不断下降，随之崩溃。此时容易出现各种身心疾病或严重的功能障碍，导致全身衰竭，甚至死亡。

考点：压力的概念

表 5-2 社会再适应评分量表

生活事件	生活变化单位	生活事件	生活变化单位
丧偶	100	子女离家	29
离婚	73	姻亲间的不愉快	29
分居	65	个人的突出成就	28
入狱	63	配偶开始上班或失业	26
家庭成员死亡	63	开始上学或终止学业	26
外伤或患病	53	生活条件的变化	25
结婚	50	个人习惯的改变	24
被解雇	47	与上司发生矛盾	23
复婚	45	工作事件及条件的改变	20
退休	45	搬家	20
家庭成员患病	44	转学	20
怀孕	40	娱乐方式的改变	19
性生活问题	39	宗教活动的改变	19
家庭添员	39	社交活动的改变	18
调换工作岗位	39	借贷 1 万元以下	17
经济情况改变	39	睡眠习惯的改变	16
好友死亡	37	家人团聚次数的改变	15
工作性质改变	36	饮食习惯的改变	15
夫妻争吵次数改变	36	休假	13
借贷 1 万元以上	31	圣诞节	12
丧失抵押品的赎取权	30	轻度违法事件	11
职别变动	29		

二、霍姆斯和拉赫的生活变化与疾病学说

美国精神病学家霍姆斯（Thomas Holmes）和拉赫（Richard Rahe）认为，日常生活中，每时每刻都有不同的生活变化，生活事件是一种需要生理和心理双方面都要进行适应的压力。个体在对生活事件适应时，需要消耗较多的能量以维持恒定状态。若个体在短时间内经受较多剧烈变化可能会因能量消耗过度而生病。

通过调查，霍姆斯和拉赫将人类的主要生活事件编织成社会再适应评分量表（social readjustment rating scale，SRRS），量表共列出 43 项生活事件，用生活变化单位（life change units，LCU）来表示每一生活事件对机体影响的严重程度。见表5-2。

该量表收集个体在一年内的主要生活事件，量化其生活变化程度，以此推断个体患病几率：若一年内生活变化单位低于150分，提示下一年基本健康；超过300分者，来年患病的可能性为70%；在150~300分者，来年患病的可能性为50%。使用该量表时，应注意事件对人影响的性质及个体差异的影响因素。

第三节　个体对压力的适应

当个体遇到任何压力源时，都会想办法去应对，如应对成功，身心就可以维持或恢复平衡；否则，就会引起疾病。因此适应是机体维持内稳态、应对压力源和健康生存的基础。

一、适应的概念

适应（adaptation）一词来源于拉丁文adaptare，意为使配合或适合。是生物体促使自己更能适合生存的一个过程，是所有生物的特征，是应对的最终目的。

二、适应的层次

人类对压力的适应过程较为复杂，一般可分为生理、心理、社会文化及技术四个层次。

1．生理适应　是指当外界的刺激发生改变，影响人的内稳态时，机体通过调整生理变化来应对刺激的过程。适应方式有代偿性适应和感觉适应。代偿性适应是指当外环境对人体需要的增加或改变时个体所做出的代偿反应。如进行长跑锻炼时，最初会感到心跳加速，呼吸急促，肌肉酸痛，长期坚持下去后，人体的肌肉、心、肺等逐渐会适应运动的需要。感觉适应是指机体对某种固定情况的连续刺激而引起的感觉强度的减弱。如持续嗅某一气味，感觉强度逐渐降低，人体就习惯了这种气味。

2．心理适应　是指个体感到心理压力时，调整自身对压力源的认识态度，摆脱或消除压力、恢复心理平衡的过程。一般可通过学习新的行为或运用心理防御机制来适应。心理防御机制是保护并促进人们自尊和自我概念的一些心理过程和行为。在潜意识状态下人们常会运用心理防御机制来解除情绪冲突、避免焦虑和解决问题。常见的心理防御机制有：逃避性防御机制、自骗性防御机制、攻击性防御机制、代谢性防御机制、建设性防御机制。

3．社会文化适应　包括社会适应和文化适应。社会适应是指调整个体的行为，以适应社会法规、习俗、道德规范的要求。文化适应是指调整个体的行为使之符合某一特定文化环境的要求。

4．技术适应　是指人类在使用文化遗产的基础上不断进行技术创新，以改变周围环境，并控制了自然环境中的压力源。然而，随着科技的进步也造成了一些新的压力源。如环境污染、辐射及噪音污染等。

> **考点：** 适应的概念

三、压力理论在护理中的应用

临床工作中的各种压力影响着病人病情的恢复及护士的健康。护士掌握压力与适应的理论知识，根本目的是应用于临床实践中，缓解或消除压力对病人及护士造成的危害。

(一) 病人面临的压力及护理

适当的压力有利于人类健康，但高强度、长时间的压力则对健康有害。掌握压力与适应理论可以帮助护士正确认识自身和病人的压力，以提高适应能力，更好地维护健康。

1. 医院中常见的压力源

(1) 环境陌生：病人对医院环境不熟悉、缺少安全感，对医生、护士不了解，作息时间不适应，医院饮食不习惯等。

(2) 疾病的威胁：病情严重、即将手术、可能致残或影响自身形象；同室病友病情恶化、接受抢救、死亡等。

(3) 与外界隔离：病人因为住院与家人、亲友分离，与外界的联系中断，与病友无法交流。不受医务人员重视或因患传染性的疾病而住到隔离病房等。

(4) 缺少信息：病人对自己的诊断结果、治疗方案、护理措施等不清楚，对手术或药物的疗效存在疑虑，对医护人员所说的术语不明白，或是病人所提的问题没能得到满意答复等。

(5) 丧失独立与尊严：病人因疾患而失去自我照顾的能力，由他人帮助进食、如厕、洗澡、穿衣或强迫卧位，而不能按照自己的意志行事等。

(6) 经济问题：病人担心住院费用高，自己难以承受。

2. 护理人员协助病人减轻压力的方法

(1) 为病人提供适宜的住院环境：护士为病人创建一个整洁、安静、舒适、安全的病室环境，主动热情地接待病人，介绍医院环境、规章制度及责任医师及护士等，以减少环境因素对病人造成的影响。

(2) 满足病人的实际需要：由于疾病的影响，病人的需要不能完全满足，会出现紧张、抑郁、焦虑等消极情绪，护士应及时与病人沟通，满足其需要，以消除不良情绪，从而减轻压力。

(3) 及时为病人提供相关信息：护士应及时向病人提供有关诊断、检查、治疗、护理及费用等相关信息，以消除不必要的担心与恐惧，增加安全感。

(4) 协助病人适应其角色：护士要尊重、关心和爱护自己的病人，让病人参与制订护理计划，使病人主动配合治疗。对恢复期的病人，注意锻炼病人的自理能力，启发病人对生活和工作的兴趣，逐渐适应自理的需要。

(5) 协助病人维护自己的形象：住院后，病人的饮食、活动等均受到医院制度的限制，病人时常会觉得失去了自我；同时由于疾病的原因，病人的生活自理能力降低，产生自卑感。护士应尊重病人，协助病人保持整洁的外表、改善形象，遵循病人原有的生活习惯，使病人获得自尊和自信。

(6) 协助病人建立良好的人际关系：应鼓励病人与医护人员、同室病友融洽相处，并动员家庭及社会支持系统的关心和帮助。鼓励病人充分表达自己的想法与感受，允许病人宣泄自己的情绪，促进其身心健康的恢复。

(二) 护士在工作中的压力与应对

高强度的护理工作压力，会使从业人员产生职业性疲劳，长时间的职业疲劳不仅影响护士的身心健康，也导致了护理质量的下降、满意度下降、人员流失等现象的发生。因此，护士应有效地应对工作压力，积极调解和适应，以促进身心的健康和提高工作质量。

1. 护理工作中的压力

（1）繁重而紧张的工作：在医疗机构中，往往存在护理人员不足的情况，致使护士需超负荷工作。同时，随着技术的不断创新，护士要不断地学习掌握新理论、新技术，以满足越来越高的岗位要求；经常面对急症、重症病人的抢救，要面对病人的生离死别；频繁倒班，这种不规律的生活给护士身心带来极大压力。

（2）复杂的人际关系：护理工作需要面对复杂的人际关系，主要包括护患关系、医护关系、护护关系及与病人家属的关系等。无疑会增加护士的压力。

（3）高风险的工作：医院环境中存在许多危险因素，如细菌和病毒侵袭、辐射的损害、药物的毒性等，使护士面对更多感染机会及其他医源性损伤；另外，随着人们法律意识、维权意识的增强以及人们对卫生服务要求的增加，决定了护士面临更高的职业风险。这种高风险也给护士带来很大的心理压力。

2. 护士适应工作压力的策略

（1）妥善处理各种人际关系：护理工作需要护士面临复杂的人际关系，因此护士应积极应对，妥善处理，以减少因人际关系紧张或冲突而带来的压力。

（2）树立正确的职业价值观：正确理解护理工作的性质，建立现实的期望及目标。

（3）加强学习，提高自身业务技能：积极参加继续教育，不断提高专业知识与专业技能，提高自我调整、解决问题等应对压力的能力。

（4）应用放松技巧：护士可通过养成健康的生活方式，保证适当运动及充足的睡眠，培养广泛的业余爱好等，以进行自我调节来缓冲工作压力。

（5）建立社会支持系统：护士可寻求适当的倾诉对象，求得支持并宣泄心理压力。

领导和上级主管部门应充分意识到护士的工作压力，给予更多政策支持，改善护士的工资及福利待遇，合理调配护士编制，减少护士非专业性工作等，以减轻护士工作中的压力。

知识链接

缓解压力小常识：

Ⅰ. 吹气。Ⅱ. 放松肌肉：在三分钟的时间内，可以试着做下面几个动作来放松肌肉。①坐下，闭上眼睛；②吸气，约持续吸气六秒钟，一方面尽可能收紧你的肌肉；③发出嘶嘶声地呼出你吸进的气，让身体松弛下来，然后有节奏地呼吸二十秒。Ⅲ. 浸泡热水。Ⅳ. 散步。Ⅴ. 对自己说话。Ⅵ. 不要过度恐慌。Ⅶ. 听音乐。Ⅷ. 利用运动。Ⅸ. 什么都不做。Ⅹ. 感悟这个世界并不完美。

考点：（1）病人面临的压力及护理

（2）护士在工作中的压力与适应

小结

压力是个体对作用于自身的内外环境刺激做出认知评价后引起的一系列非特异性的生理及心理紧张性反应的过程。

压力对人体的作用是双重的，既可以促进人体健康，也可以损害人体

小结	健康。适当压力可以使机体适应能力增强，产生对疾病的抵抗力。强烈的压力刺激或长期的压力状态，会降低机体抵抗能力导致不同程度的躯体或心理疾病。 　　适应是生物体促使自己更能适合生存的一个过程，是所有生物的特征，是应对的最终目的。护士掌握压力与适应的理论知识，根本目的是应用于临床实践中，缓解或消除压力对病人及护士造成的危害。

（王兴英　司继娟）

第六章 评判性思维与循证护理

学习目标	1. 解释循证护理、评判性思维的概念。 2. 说出循证护理的实践程序。 3. 理解循证护理的产生背景、开展循证护理的意义及研究证据的获取和评价。 4. 简述评判性思维特点、运用评判性思维的原则和认知技巧 5. 叙述决策的基本原则和进行决策的程序。 6. 能应用评判性思维和循证护理程序解决实际问题。

21世纪是科学技术迅猛发展的时代,知识更新日新月异,医疗卫生知识水平亦不断提高。据统计,医学知识的更新率5年内可达到50%,单纯的医学院校教材所讲授的知识已远远不能满足临床需要。护理是医疗卫生体系中的重要组成部分,我国护理专业在空前大好的形势下迅速发展,同时也面临着医学知识更新所带来的机遇和挑战。自20世纪80年代以来,国际护理学界已通过大量研究证实评判性思维和循证护理在护理教育、临床实践及护理科研中有着重要意义。

第一节 评判性思维

案例

患者,女,65岁,脑出血后遗症,卧床半年,身体虚弱,留置导尿管。一般临床更换导尿管常规是每2周1次,某些医院每周更换1次。但更换导尿管不但给患者带来痛苦,同时增加了发生尿道感染的可能性。

思考:更换导尿管的最佳间隔时间是多少?

在护理实践中,护士的每一个判断都会影响服务对象及其家庭的健康,评判性思维能力、决策和解决问题的能力是护士必须具备的工作能力。评判性思维有利于护士观察护理现象,推断、计划、评价整个护理干预过程,改善自身的知识结构,更好地满足服务对象的健康需求。因此,护理教育应鼓励护生自己去观察、发现、分析及解决问题,激发其创新能力、决策能力及实践能力,提高其评判性思维能力。

一、评判性思维的概念

评判性思维(critical thinking),也有学者译为批判性思维,是指个体在复杂的情景中,能灵活地运用已有的知识及经验，对问题及其解决方法进行选择，识别假设，在反思的基础上进行分析、推理，做出合理判断和正确取舍的高级思维方式。评判性思维是一种逻辑思维方法，人们通过这种思维活动产生想法并加以判断。它由高层次的认识活动过程组成，这个过程包括解决问题、做出决策和进行创造性思考。

评判性思维包括认知技能（智力技能）和情感表达（评判精神）两个方面，评判精神是指态度和倾向，其要素包括：独立意识、头脑开放、全心全意、智力水平、尊重他人；评判性思维的认知技能包括：能够识别中心论题及问题；比较异同点；确定哪些信息是相关的；形成适当的疑问；区别事实、观点和合理的判断；核查一致性；识别字里行间的假设；识别原型和套话；识别偏见、情感因素、宣传以及语义倾向性；识别不同价值系统和意识形态；识别材料的适当性；预测可能的后果。

在护理实践中，运用评判性思维的方法是整体护理实践的需要，护士利用以往的护理知识和经验去发现患者的问题，并独立思考、分析推理，从各种解决问题的方案中选择最佳方案，从而促进问题的解决。

二、评判性思维的特点

1. 主动性　在评判性思维中，我们不是被动地等待，更不是消极地接受刺激，而是积极地参与到相应的活动中去；不是被动地听候指示，而是建设性地思考，做出自己的判别。

2. 独立性　评判性思维不是人云亦云，随声附和，也不是自我思维的重新阐述，而是对自己和他人思维所作的有个性的、独立的思考。也就是说，有自己的见地。当我们相信某种东西，接受某种思想时，绝不是不分青红皂白，全部予以照收，而是首先采用评判性思维进行具体分析，做出自己独立的评判，然后决定采纳或拒绝。

3. 反思　评判性思维不像理性加工活动，它以创新为宗旨，是对思维的再思维。当我们自己或他人有了某种观点和思想之后，我们利用评判性思维加以审查，看其事实与否，解释合理与否，根据充分与否，分析全面与否，综合得当与否，如有评估成分，其评价客观与否，以及所采用的标准合理与否，有无应用价值，以及应当如何去应用等。这种对思维的反思，对于做出决策、明晰思维、正确推论有着十分重要的意义。

4. 全面审查　当我们对自己和他人的思维进行反思的时候，绝不是抓住枝叶片节大做文章，而必须对被反思的思维进行全方位的、多视角的审视，甚至包括其他评判主体的评判。断章取义，以个人爱好进行取舍是评判性思维之大忌。全面审视，使我们的评判性思维能经受评判。

5. 系统性　护理思维的系统性要求把服务对象放在系统中加以考察，通过掌握系统的运作规律和功能特征，来为护理对象提供最佳的护理服务。整体护理的思维模式就集中体现了评判性护理思维的系统性。

6. 严谨性　评判性思维要求思维者对自己或他人已有的某种观点和思想，进行全方位的、多角度的审视，看其事实是否充分可靠，解释合理与否，有无应用价值以及应当如何去应用等。护理工作内容繁杂，患者病情变化复杂，护士应具备严谨的逻辑思维能力，在解决问题时周密思考、详尽安排，从而为患者提供最佳的护理服务。

7. 创造性　创造性是人类认识能动性的突出表现，是人类思维能力的最高体现，有利于促进护理学科的发展。护士在工作中应将已有的知识经验进行改组或重建，以新颖独创的方法解决问题。

8．有说服力的评判　评判性思维并不单是要发表个人的看法，更主要的是必须有充分的理由和根据进行评判。

评判性思维往往与反思、质疑、否定等认识环节相关联，但这并不意味着评判性思维只具有纯粹消极的意义，事实上评判性思维与创新性思维有着密切联系：没有对已有的认识成果的质疑、评判，没有对新思想、新观点的分析、论证就谈不上创新。就此而言，评判性思维不仅是创造性思维的前提，而且是内在于创造性思维全过程的一种不可或缺的思维品格。在护理工作中应用评判性思维，能够更好地评价和运用所获得的信息，有效地选择解决问题的方法，提高护士的社会交往能力，改进护理工作质量，促进护理专业的发展。

三、评判性思维在护理中的应用

（一）评判性思维常用的认知技巧

在应用评判性思维的过程中，护士应坚持合作、参议、探究、比较和激励等原则，具有独立思考、谦虚、勇敢、诚实、公正、坚韧不拔和努力探索的态度，从不同的视角去评判性地考察各种不同的观点，审慎地提出自己的看法。评判性思维常用到以下认知技巧：

1．评判性分析　指一个人在思维过程中提出一些问题以供评判和分析。例如，思考中心议题是什么，内在的设想是什么，证据是否确凿，资料是否足够，问题是否被确认，方法是否可行，结论是否准确，是否存在价值观冲突等问题，并找出这些问题的本质属性及彼此之间的关系。

2．推论　指从事实得出结论。例如，由血容量减少的事实可以得出血压可能会下降的结论。

3．区分事实与看法　事实是事情的真实情况，能被调查所证实；看法即信念或判断。这种信念或判断有时是符合事实的，有时却是错误的。

4．判断资料的可信度　是对那些反映价值或某些标准的事实或信息的可信度进行评价。

5．归纳推理　是由一系列具体的事实概括出一般原理的推理方法。例如，当观察到病人呼吸困难、口唇发绀、氧分压下降等一系列具体事实时，护士即可归纳出病人缺氧的一般性结论。

6．演绎推理　是由一般原理推断出关于特殊情况下的结论的推理方法。例如，护士运用奥瑞姆的自理理论，将患者的治疗性自理需要进行分类，确定某患者特有的健康需求，制订有针对性的护理措施，以便提供相应的帮助。

（二）评判性思维有助于解决问题

所谓问题是指那些需要研究讨论并加以解决的矛盾、疑难问题。评判性思维有助于护士理性地处理与临床护理有关的问题，护理管理者也可以运用评判性思维去解决病区管理中的问题以及员工之间的争端。

日常工作中，护士往往能够直观地感觉到许多问题的发生，但要处理问题，就需要护士运用评判性思维去找出问题的实质与根源，才能使矛盾迎刃而解，否则将枝节问题误认为问题的症结，势必影响处理问题的效果。找到真正的问题之后，还需仔细评价可能用作处理问题的各种方法，从中选择最佳的方法加以实施。解决问题的方法有很多种，最常使用的有以下几种：

1．反复试验法　是指通过不断尝试各种方法直至找到正确的解决方法。这种方法不适合用于处理护理工作中的问题，因为在反复试验过程中，病人有可能受到损害。

2. 直觉法　通常被认为是一种不正确、不合理的处理问题的方法；然而以知识和经验为基础的临床直觉判断却使得直觉法具有其合理的一面。临床直觉判断能力来自以往处理类似问题的经验，直觉法所需的知识则需在进行护理临床实践之前掌握，并将之用于临床实践。运用直觉法解决问题现已逐步被承认为护理实践的一部分，然而对于护生或刚从事护理工作的护士则不宜使用这一方法，因为他们尚不具备做出正确的直觉判断的知识和临床经验。

3. 护理程序　是一种系统地处理问题的方法，这种方法已被护士广泛用以处理病人的问题。

4. 科研方法　是一种逻辑的、系统的、具有一定形式的解决问题的方法，它包括以下步骤：①提出科研问题；②陈述科研目的；③文献检索；④形成假设和定义指标；⑤科研设计，即制订一个用以检验假设的计划；⑥选择科研人群、样本、取样地点；⑦进行小规模研究；⑧收集资料；⑨分析资料；⑩交流研究成果。

科研方法适用于护理科研，但却不适宜处理护士在临床上所遇到的问题，科研方法必须加以改良，才能用于护理实践。

5. 改良的科研方法　此方法不仅具备科研方法的科学性与系统性，而且能被灵活地用于护理实践，它包括：①明确问题；②收集资料；③分析资料；④找出解决问题的方法；⑤做出决定，选出最适宜的方法；⑥执行决定；⑦评价效果。

（三）评判性思维有助于做出决策

决策就是做出决定，即为实现一定的目标，人们所作的行为设计及其选择；或者是指一个过程，是指决策者为了达到想象中未来事务的状态，从社会所限制的各种途径中，选择一个行动计划的过程。决策存在于人们生活和工作的各个领域，一般具有预见性、选择性和主观性。护理决策就是护士在护理实践过程中，对所面临的各种现象或问题，从所拟定的若干个可供选择的方案中做出决断的过程。

1. 决策的基本原则

（1）信息原则：信息是决策的基础，从某种意义上讲决策的过程就是信息的收集和加工过程。

（2）目标原则：决策是一种目的性很强的行为抉择，明确既定目标，做到有的放矢并保持目标的合理性，这是对决策最基本的要求。

（3）预测原则：凡事预则立，不预则废，科学预测是保证决策成功的必要前提。

（4）客观原则：实事求是，尊重客观规律，把握决策对象及其环境的特征，克服主观随意性，减少决策的盲目性。

（5）系统原则：系统相关性是现实问题所具有的典型特征，因而，决策面对所要解决的问题，应树立综合观念，从整体把握个体，由局部想到全局。

（6）智囊原则：借助外援，发挥思想库的作用，让专家参与，这是现代决策不可缺少的外部条件。

（7）优化原则：选择性是决策最突出的特征，没有选择就无所谓决策，追求优化是决策的自然选择。

（8）动态原则：决策是一个动态过程，因而，必须重视反馈控制，保持应变能力。

（9）效益原则：决策必须作成本分析，其目标是以较低的资源消耗换取较高的决策收益。决策既要讲究经济效益，也需要考虑社会效益。

(10) 可行原则：决策应注重可行性分析，认真考虑主客观多种制约因素，如时间及空间、能力及技术、人力及物力和财力等。

2．决策的一般步骤　任何类型的决策都需要有一定的步骤，一般而言，一个较为合理的决策程序或决策过程应涉及以下环节：

(1) 发现问题：任何地方都存在着一些需要重视和解决的问题。在事物发展变化的过程中，不可避免地会出现一些偏差和障碍，从而引起人们的普遍关注。决策大都是为了解决一定问题而进行的。

(2) 确认问题：问题的确认是发现问题的内容，界定问题的性质和特征、深度和广度、严重性和关联性，寻求建立议程的途径以及进行问题分析的过程。

(3) 建立议程：现实中存在的问题很多，议程的建立往往是实施决策的必要前提。

(4) 确立目标：目标是决策者希望得到的决策效果，目标的确立将为备选方案的提出及其选择提供衡量的标准。

(5) 拟定备选方案：在决策目标确定之后，提出相应的行动方案以备选择是必不可少的决策环节。

(6) 评估备选方案：尽管备选方案可能都是可行的或正确的，但总有优劣之别。要想选择理想的方案，就必须对备选方案进行综合全面的分析和比较。

(7) 选择行动方案：有了备选方案的评估结果，就具备了进行优化选择的有效依据。选择是决策的核心，前期选择都是为最终决策进行准备。

评判性思维是一个抽象的、概念性很强的思维技巧。评判性思维能力的发展是一条漫长的道路，由初学到应用自如的程度不可能一日即成。一个人的评判性思维能力与个人经验、伦理道德、美学修养和知识水平、自信心存在密切关系。当前，我们对评判性思维的重要性的认识正在逐步深化，评判性思维不仅是一种综合思维能力的表现，也是一种人文精神的体现。评判性思维是护士在护理程序中判断问题和决定问题的思维过程，护理管理者要重视提高护理人员的评判性思维能力，高质量的护理服务才能得以实现。

(四) 评判性思维与护理程序的关系

护理程序是临床护理中使用的系统性的解决问题的方法，评判性思维与护理程序之间存在着相互关联和相互依赖的关系，两者都包含处理问题、做出决断和进行创造性思考这三种内心活动，评判性思维的应用往往与护理程序相联系，贯穿于护理程序的各个环节。

1．护理评估阶段　护士需要进行可靠的观察、分析，区分病人的资料是否与健康问题有关，判断资料是否重要，整理和组织资料，核实资料，并根据护理概念框架或护理相关理论的概念进行正确的分类，这些活动均需运用评判性思维技巧。

2．护理诊断阶段　护士需要找出线索的类别和线索之间的关系，然后根据这些线索形成推论。推论得到证实后，从而形成诊断，形成诊断的过程实际上是一个评判性思维的过程。

3．护理计划阶段　护士作为一个评判性思维者在决策时是十分谨慎的，这就是为什么护士可以根据已具备的知识和经验，根据病人的情况，也会做出"可能的"或"有危险性的"护理诊断，并且合理地选择排列优先次序，为病人制订预期目标，即评价护理效果的标准，分析判断相关因素，根据相关因素制订护理措施。而形成评价标准、选择、解释、假设所选择的护理措施能够解决病人的问题和运用跨学科知识等思维活动均为评判性思维技巧。

4. 护理实施阶段　护士运用护理和相关学科的知识和原理为病人解决问题，这种"运用"并非简单的"记忆"知识和原理的思维过程，它也是评判性思维过程。

5. 护理评价阶段　护士通过观察等方法收集资料，并将所收集的资料与评价标准相比较，以判断预期目标是否达到，这种用标准来进行评价的方法也是评判性思维的过程。

考点： 评判性思维概念

第二节　循证护理

案例

在产科，产妇分娩时胎儿死亡的发生率为0.5%，这类产妇分娩后承受着极大的悲痛。产科护士的护理问题是：对分娩过程中胎儿死亡的母亲如何进行丧亲护理？

在过去的几十年里，护理学科发生了巨大的变化，如开展以病人为中心的整体护理，用评判性思维寻求最佳护理行为，实施全面护理质量改进程序，以最低的成本提供最优质的服务等。同时，有关临床实践和健康服务的护理研究论文显著增多，加之护士掌握了计算机文献检索方法，这些变化极大地促进了循证护理的发展。

一、循证护理的相关概念

（一）循证护理

循证护理又称"实证护理"，是指慎重、准确、明智地应用当前所能获得的最好研究证据，根据护士的个人技能和临床经验，并考虑患者的价值、愿望和实际情况，三者结合制订出完整的护理方案。

它包含了3个要素：可利用的最适宜的护理研究依据；护理人员的个人技能和临床经验；患者的实际情况、价值观和愿望。这3个要素必须有机地结合起来，树立以研究指导实践、以研究带动实践的观念，护理学科才能进步。同时，专业护理人员的经验积累也是护理实践不可缺少的财富。整体护理的中心理念就是要以患者为中心，从患者的实际情况出发，这同样也是循证护理的基本出发点。

"实证为基础的护理"构建在护理人员的临床实践基础上，它强调以临床实践中的问题为出发点，将科研结果与临床专门知识和经验、病人需求相结合，促进直接经验和间接知识在实践中的综合应用，并在实施过程中能激发团队精神和协作气氛，同时它注重终末评价和质量保证，能有效地提高护理质量，节约卫生资源。

（二）系统评价

系统评价是一种临床研究方法，是全面收集所有相关临床研究并逐个进行严格评价和分析，必要时进行定量合成的统计学处理，得出综合结论的过程。系统评价的方法大致分为两类：描述性合成及定量合成。定量合成所采用的方法为Meta分析。

系统评价有一般系统评价和Cochrane系统评价，后者是指Cochrane协作网成员以Cochrane协作网统一工作手册为指南，在相应的Cochrane评价组编辑部帮助和指导下所作的系统评价。由于 Cochrane 系统评价收集资料全面、质量控制措施完善、统计方法规范、更新及修正及时，因此其质量被认为优于一般系统评价。

知识链接

临床研究证据的分级，目前根据其来源、科学性和可靠性分为以下五级：

第一级：联合随机对照试验（RCT）所做出的具有同质性的系统评价（1a）或可信区间窄的单个 RCT（1b）。

第二级：联合队列研究所做出的具有同质性的系统评价（2a）或单个队列研究（包括低质量的 RCT，如随访率小于 80%）（2b）或预后研究（2c）。

第三级：联合病例-对照研究所做出的具有同质性的系统评价（3a）或单个病例-对照研究（3b）。

第四级：系列病例观察（包括低质量的队列和病例-对照研究）。

第五级：专家意见或基于生理、病理生理和基础研究的证据。

二、循证护理的发展

循证护理的产生源于循证医学的产生和发展。1991 年加拿大学者盖亚特（Guyatt）最先使用循证医学这一术语，1992 年加拿大萨克特（Sackett）教授等对循证医学的概念进行了整理和完善，其核心思想是慎重、准确和明智地应用当代最佳证据，对个体病人医疗做出决策。目前，循证医学已发展为循证卫生保健，不仅在医疗领域，而且在护理、公共卫生领域也发展了依据实证来决策的新理念。

循证护理是受循证医学的影响而产生的，在过去的几十年里，护理学科发生了巨大的变化，如开展以病人为中心的整体护理，用批判性思维寻求最佳护理行为，实施全面护理质量改进程序，以最低的成本提供最优质的服务等。同时，有关临床实践和健康服务的护理研究论文显著增多，加之护士掌握了计算机、文献检索等科研手段及临床流行病学、医学卫生统计学等相关专业知识，这些变化极大地促进了循证护理的发展。近几年来循证护理观念在护理领域逐渐兴起。英国的 *Nursing Standard*（护理标准）杂志从 1996 年开始组织了倡导"循证护理"的第一个中心，该中心总部设在英国约克大学，组织开展有关护理实践活动专题的系统文献回顾，发表其结果。澳大利亚的"循证护理"中心是目前全球最大的推广"循证护理"的机构，1997 年以来，该中心开展了系列专题活动，包括组织开展专题的系统文献回顾，举行短期讲座、培训和研讨会，开展根据文献系统回顾引出的相关研究，资助培训"循证护理"实践活动等。英国于 1998 年出版了 *Evidence-based Nursing*（循证护理），以传播循证护理研究成果，介绍循证护理实践经验，探讨循证护理实践方法等。1999 年我国香港等地开始发表一些循证护理的有关资料，以传播循证护理理念。我国复旦大学护理学院于 2005 年 11 月与澳大利亚乔安娜伯格循证护理中心合作建设了复旦大学循证护理合作中心，该中心的成立，旨在通过严格、统一的程序产生的最佳护理实证，为广大护士的实践与决策提供最佳依据，以研究指导实践，以研究带动实践；我国的 Cochrane 中心（循证医学中心）设在四川大学华西医院，该中心进行文献检索和评价工作，对《护士进修杂志》、《护理研究》和《护理学杂志》完成检索后的文献进行评价并发表论文。

三、循证护理实施步骤

循证护理的实践过程是发现问题、寻找证据、解决问题的过程，可归纳为以下五个步骤。

（一）确定拟解决的临床问题

寻找临床实践中的问题，将其特定化、结构化。护士在日常工作中常会遇到许多的问题，但20世纪90年代护理实践多源于护士的经验和直觉，许多方法都由于其未得到证实而使其在临床的应用受到限制，护士可以针对这些问题，作为发展循证护理学的开端，从而使循证目标明确，循证过程简捷，获得满意结果。只要该研究具有创新性及可行性，能够促进护理质量的提高，在护理职责范围内，护士都可以使用循证的方法进行科学的研究。

（二）进行相关的文献检索列出证据

根据所提出的问题进行系统的文献查寻，以寻找来源于研究领域的实证。因此确定研究题目后，应根据题目中的关键词进行范围尽可能广的检索，以获得最新、最真实可靠且有重要临床应用价值的研究证据。最佳的护理研究证据来源包括数据库、杂志、指南及专著等。

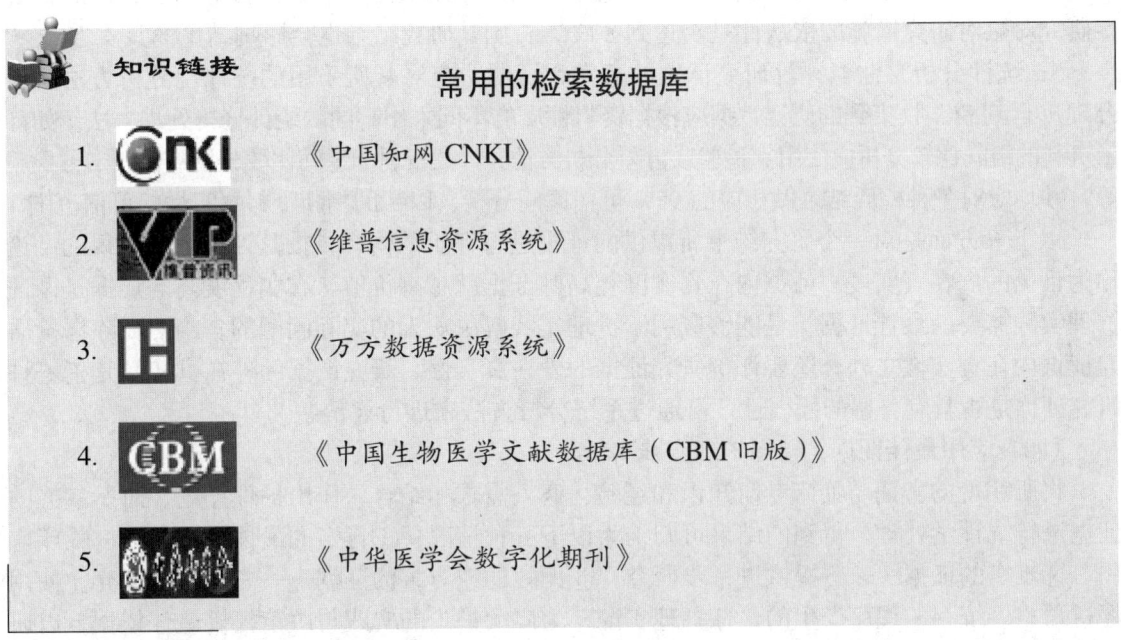

知识链接　　常用的检索数据库
1. 《中国知网 CNKI》
2. 《维普信息资源系统》
3. 《万方数据资源系统》
4. 《中国生物医学文献数据库（CBM 旧版）》
5. 《中华医学会数字化期刊》

（三）严格地评价证据

对科研实证的有效性和实用性进行审慎评审。文献的质量评价是指实验在设计、实施过程中防止或减少系统误差和随机误差的程度，而不是指文献的科学价值、临床重要性及文献报告的质量。循证护理实践强调用最佳的研究成果或证据指导护理实践。最佳的研究证据不能靠护士的临床经验或感觉来确定，必须应用判断是否为真理的客观数据和标准以及具体的分析评价方法来确定。要评价证据的真实性程度和临床价值，看其能否应用于护理实践解决病人的实际问题。评价一个研究证据的质量可从以下几个方面进行判断。

1. 研究设计　研究证据的真实程度与其所用的研究设计方案关系密切。设计方案的科学性越好，其证据的真实性越强。真实程度最强的设计是随机对照试验。因随机对照试验偏倚因素影响程度最小，其研究结果可靠。另外，前瞻性队列研究设计的真实程度也较强。凡是属于非随机对照试验所获得的证据其真实性是不强的。

2．研究对象　研究证据是对研究对象施加研究因素后观察得出的。因此，研究对象的选择应具有一定的代表性。要保证研究对象的代表性应设置合适的纳入标准和排除标准。这有利于验证证据和成果的推广。除了纳入、排除标准的设置外，还应注意研究对象的样本量是否合适。样本量越大受机遇的影响就越小，这样可以减少结论的假阳性或假阴性错误，以保证证据的可信。另外，研究对象的选择还要排除可能并存着的可以影响研究的同一后果的其他因素，即混杂因素，以保证证据的真实程度。

3．观察结果　研究结果的正确观察是研究证据质量的保证。观察研究干预效应的实验室和影像学方法和指标结果的正确与否对证据的真实性非常重要。对测试指标应注意试剂的标准、测试结果的精确性和重复性以及测试指标对观测结果的敏感性和特异性。另外，应注意盲法判断实验结果的方法选择，这是避免测量性偏倚的重要措施。

4．资料的收集与整理　研究资料的收集需按设计方案的要求，根据研究实施的观测结果如实收集与整理。凡由主观愿望取舍或人为编造出来的数据均会极大地破坏证据的真实性；对资料真实性的判断应注意与组间基线状态相比较，了解其组间数据的差异情况；同时，观察研究对象对研究措施的依从性是否达到80%，否则其研究结果也会影响结论的真实性。

5．统计分析　注意评价研究证据的真实程度时，应对其所采用的统计学分析方法是否合理进行判断。收集到的研究数据应根据资料性质的不同采用不同的统计分析处理方法。如计量资料的组间比较分析应使用 t- 检验或方差分析方法；计数资料的组间比较分析应使用卡方检验等，并均应对各种检验结果做相应的95%可信区间分析，以帮助判断资料真实性的可信范围。

以上五方面是对一个研究结果所提供的证据进行评价的内容，按其评价后所获得的结论称为证据的内在真实度。证据内在真实度越高其证据就越有价值。真实程度高的证据是循证护理实践需要的最佳证据，是能够应用于护理实践解决病人的实际问题的。当然，除评价研究证据内在真实性之外，还要评价研究证据的外在真实性。研究证据的外在真实性是指一种研究证据是否具有普遍的代表性，可通过系统分析方法来进行评价。

（四）应用最佳证据，指导护理实践

将所获得的实证与临床专门知识和经验、病人需求相结合，作出护理计划。对所掌握的证据进行统计学处理，得到的结果可归纳为以下三种情况：①肯定的最佳证据———临床应用；②难定的证据———提供进一步研究；③无效的或有害的证据———停止或废弃。使用经过严格、统一的程序产生的最佳护理实证，为广大护士的实践与决策提供最佳依据，以研究指导实践，以研究带动实践。应用最佳实证是指通过设计合适的观察方法，并在小范围内进行实施，以指导临床决策、改变实践模式。如特殊人群的实验性调查，模式改变后的影响和稳定性的调查，护理新产品的评估，成本效益分析，病人或医务人员的问卷调查等。

（五）通过实践评价应用证据后的效果

实施护理计划，并通过动态评审的方法监测效果。选择客观、适合的评价方法，确保将评价结果反馈到过程。可选用自我评价、同行评价、外单位评价等不同方法。

四、循证护理的意义

（一）对护理学科的意义

开展循证护理将护理研究和护理实践有机地结合起来，使护理真正成为一门以研究为基础的专业，证明了护理对健康保健的独特贡献，并支持护士寻求进一步的专业权威和自治，鼓励护士掌握科学的研究方法，进一步深入研究专业急需解决的问题，为临床实践提供指南，改变了临床护士以经验和直觉为主的习惯和行为。护士参与循证护理主要表现在3个方面：①鼓励护士参与医疗干预；②发现护理问题及解决问题的措施；③发展并使用标准语言来描述问题、干预方法和结果。因此，开展循证护理的实践研究，有利于增强我国护理工作质量，增强护理科研的科学性，丰富护理学独特的理论体系，促进护理事业的健康发展。

同时，开展循证护理使护理管理面临新的挑战。英国利物浦大学的凯妮（Cainne）和肯瑞克（Kenrick）在护理管理者促进循证护理的角色研究中，通过对临床护理管理者在预算、分配、目标和政策制订等方面的调查表明：临床护理管理者如果试图用职位和组织权威来促进循证护理的实践必将面临着失败。他们认为，护理管理者的领导方式应变革为：具有远见、有批判性分析能力、善于认识下属、注重激励下属的创造力、敢于授权部下等。由此可见，护理管理者应从传统的管理模式转变为新的管理模式，遵循循证护理实践规律，促进其发展。

此外，开展循证护理使护理教育也面临新的挑战。应用循证护理，护理教育者在教与学的决策中，在课程的设置、教学方法和教学环境中应使学生转变观念，运用批判性思维对现存的实践模式进行重新评价，利用所学知识和最新信息大胆探索，善于运用最佳研究证据来解决实际问题，在将来的护理实践中不断改进护理质量。批判性思维同时也要求护士通过学习护理以外的知识来扩大知识面，培养综合分析问题的能力，适应多变的情况和特点，利用最新方法更有效地解决实际问题。

（二）对病人的意义

循证医学教育不仅限于医护人员，还应包括对病人和健康人群的循证医学的宣传教育。随着经济文化建设的飞速发展，人们的生活水平、个人素质逐渐提高，人们要求更好、更安全的医疗卫生服务，即使在边远的山区或护理发展落后的国家，循证护理也能促使护士以最新、最科学的方法，为病人提供标准化的、经济的护理服务。以科学为依据的护理还可增加病人对治疗的依从性。在实践过程中护士应由浅入深地给病人讲解有关循证护理知识，使病人理解和接受，并自觉地遵循治疗和护理原则，更好地促进病人恢复健康，更好地体现循证护理的优越性。同时，强调与病人和家属的沟通，充分听取病人及家属的意见和要求，让病人及家属选择有效又经济的护理服务，满足病人需要。

（三）对医疗的意义

目前循证医学已成为医疗领域发展的主流，循证护理与护理问题有机地结合，使护士以最新、最科学化的方法实施治疗方案，加强了医护间的协调，可在医护合作问题上取得较好的效果。

（四）对社会的意义

循证护理的理念将科学与技术结合起来，为成本效益核算提供了依据，要求医护人员在制订及实施医护治疗方案时考虑医疗成本，从而提高护理工作质量和卫生资源配置的有效性。这有利于控制医疗费用的过快增长，具有显著的卫生经济学价值。

考点：循证护理的概念、步骤

小结

本章介绍了评判性思维和循证护理的相关概念、特点、步骤和对护理的意义，其实评判性思维和循证护理的观念，如同整体护理一样，应渗透到护理的各个领域。长期存在的经验式护理模式和现代护理百家争鸣的局面阻碍了以科学为基础进行护理决策的行为方式，评判性思维和循证护理可以说是对东方文化和思维方式的挑战，而将西方的某种模式照搬也是行不通的。

（马国平）

第七章 护理程序

> **学习目标**
> 1. 能够按顺序说出护理程序的基本步骤及主要工作内容。
> 2. 熟记收集资料的内容和护理诊断的排序原则。
> 3. 说出制订护理目标和护理措施的要求和护理记录的格式与要求。
> 4. 解释护理程序、护理评估、护理诊断、护理目标、护理计划、护理实施等概念。
> 5. 说出护理程序的特点。
> 6. 运用有关标准区分正确与错误的护理诊断、护理目标和护理措施。

护理程序是现代医学模式和护理学发展到一定阶段后,在新的护理理论基础上产生的。是一种系统、科学地安排护理活动的工作方法。它是护士根据不同的服务对象的需要进行一系列有计划、系统的全身心护理。这一系列的护理活动包括对病人身心状态的全面评估及分析、确定病人的需要,并根据病人的需要制订相应的护理计划、实施计划及对护理效果做出评价,从而使病人得到完整的、适应个人需要的护理。护理程序是临床护理、护理科研及护理教育的基础,将护理实践、科研和教学有机地结合起来,为护理学向科学化、系统化的方向发展奠定了一定的科学基础。

第一节 概 述

> **案例**
>
> 患者,女,78岁,身高1.60cm,体重75kg,高血压病史20年,平时坚持应用药物治疗,血压160/98mmHg,1周内因婆媳间发生争吵,血压210/102mmHg,头痛、头晕、心电图S-T段低平,收入院治疗。病人入院后其儿子因工作忙不能常来看望,其儿媳一直未来看望。病人情绪一直不佳,不思饮食,晚上靠服用地西泮入睡,夜间常醒来不能入睡。主诉:头痛、头晕、全身无力。入院治疗1周,效果不理想,血压190~180/108~100mmHg。
> 请思考:针对此案例,我们需要为病人解决哪些护理问题?

一、护理程序的概念

护理程序(nursing process)是以促进和恢复病人的健康为目标所进行的一系列有目的、有计划的护理活动,是一个综合的、动态的、具有决策和反馈功能的工作过程。对护理对象进行主动、全面的整体护理，使其达到最佳的健康状态。它是将现代护理学理论应用于实践的一种科学的工作方法。

综合的是指要用多学科的知识来处理病人疾病与健康问题；动态的是指护理措施应随着病情发展过程中的不同问题而进行变动；决策是针对护理问题做出采取哪些护理措施的决定；反馈是采取措施以后的结果又可以反过来影响和决定下一步的决策措施。

二、护理程序发展简史

护理程序一词首先是由美国护理学者海尔（Hall）于1955年提出，强调以病人为中心实施护理，1961年奥兰多（Orlando）撰写了《护士与病人的关系》一书，第一次使用了"护理程序"一词，并提出了3个步骤：病人的行为；护士的反映；护理行动有效计划。1967年尤拉（Yura）和渥斯（Walsh）完成了第一本权威性的《护理程序》教科书，确定护理程序有4个步骤：评估、计划、实施和评价。1973年北美护理诊断协会（North American Nursing Diagnosis Association，简称NANDA）成立。在协会的第一次会议之后，许多护理专家提出应将护理诊断作为护理程序的一个独立步骤。由此护理程序才由以往的四步发展成为目前的五步，即评估、诊断、计划、实施和评价。

80年代初期时，美籍华人学者李式鸾博士到中国讲学，将美国的护理程序、护理制度引入中国，以护理程序为中心的责任制护理开始实行。1994年经美籍华人学者袁剑云博士介绍，全国部分医院开始试点开展整体护理，即以护理程序为核心，设立模式病房，对病人进行有效的整体护理。1996年全国整体护理协作网正式组建。目前，我国广大护理人员正在积极探索适应我国国情的整体护理实践模式。

三、护理程序的相关理论

护理程序是一种科学的确认问题和解决问题的工作方法。它是以系统论、人类基本需要层次论、解决问题论和信息交流论等为理论基础的。系统论组成了护理程序的框架；人类基本需要层次论为评估病人健康状况、预见病人的需要，提供了理论依据；解决问题论为确认病人的健康问题，寻求解决问题的最佳方案及评价效果，奠定了方法论的基础；信息交流论则赋予护士与病人交流能力和技巧的知识，从而确保对病人实施主动的、全面的整体护理，使其达到最佳健康状态。

四、护理程序的特点

（一）护理程序是一个开放的系统。

构成该系统的要素有病人、护士、其他医务人员、医疗仪器设备、药品及资料等。这些要素既有自己的独特功能，又通过相互作用和与环境的相互作用，构成系统的特定功能，即给予护理对象有计划、系统、全面的整体护理，促使其恢复或增进健康。护理程序的系统运行过程是由输入护理对象一切有关资料开始，通过正确评估和科学决策，制订相适应护理方案，经过全面地解决问题的过程，产生高质量的护理，改善护理对象的身心状况，提高健康水平，然后对接受系统作用后的护理对象及其健康资料进行评价，最后将评价结果反馈回系统，以确定该次运行过程中止或继续。

（二）护理程序的步骤是一个循环、动态的过程。

护理程序的五个步骤是由评估、诊断、计划、实施、评价组成。五个步骤相互联系、相互依赖、相互影响，是一个循环的过程。例如针对一个病人，当其入院后，护士应该对其生理、心理、社会等方面的状况和功能进行评估，即收集这些方面的有关资料，根据这些资料判断病人存在的护理问题，即做出护理诊断，围绕护理诊断制订护理计划，之后实施计划中制订的护理措施，并对执行后的效果及病人的反应进行评价。当护理程序的任何一步出现问题，都将影响其他步骤。见（图7-1）。

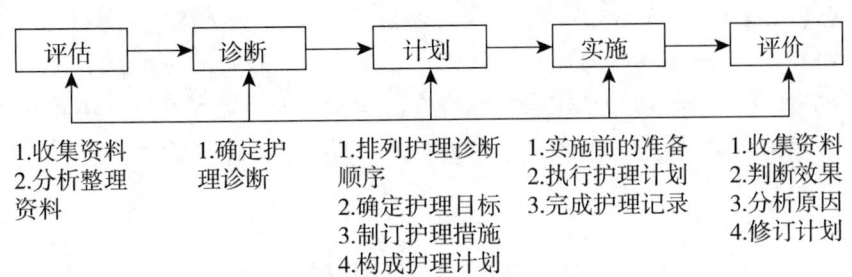

图7-1 护理程序基本步骤示意图

五、护理程序对护理实践的指导意义

（一）对护理专业的意义

1．促进护理专业健康发展　护理程序的运用进一步明确了护理工作的范畴和护士的角色，护士在临床工作中不仅是单纯地执行医嘱，还应该发挥其独特性的功能，以护理程序为框架，为患者提供全面的、系统的、高质量的护理。

2．提高护理管理水平　护理程序也给护理管理者提供了一种科学地解决问题的方法，同时对护理管理者提出了更高的要求，尤其使临床护理质量的评价有了新的突破。

3．推动护理教育改革和科研进步　护理程序的运用对护理教育在课程的设置、教学内容的安排、教学方法的运用等诸多方面的改革具有指导性意义。促进了教学模式的转变，护理程序同样推进护理科研的发展。

（二）对护理对象的意义

享受高水平护理服务，促进病人康复。护理对象是护理程序的核心，护理程序所有的内容都涉及的是人，护理程序的目的也是为护理对象服务，在实施护理程序的过程中，护士与护理对象的密切接触，有利于与护理服务对象建立良好的护患关系，有利于促进护理对象的康复进程。

（三）对护理人员的意义

1．明确专业角色　护理程序是系统化整体护理的核心，在护理实践中运用护理程序，使护理工作摆脱了多年来被动工作的局面，使护士和医生的关系从医生的助手变成了合作伙伴。

2．提高了护士的执业能力　护理程序的运用，要求护士不断扩展自己的知识范畴，从而培养学习能力，促进护士在职教育和继续教育的发展；护士运用护理程序在解决问题的过程中，需要独立做出判断，这锻炼了护士的决策能力；每天与不同的病人、家属和其他医务人员接触，从而提高了护士的人际交往能力。

考点：护理程序的概念及步骤。

知识链接

护理程序在我国的临床应用

作为科学工作模式的护理程序不可缺少的一部分，北美护理诊断协会（NDNDA）的护理诊断理论自上世纪80年代被介绍到我国以后，已经逐渐被临床护理工作者所认识，并在临床护理中得到了一定程度的应用。作为专业思维培养理论的一部分，也已经成为我国护理专业各临床学科教材的一个重要组成部分。但由于护理诊断在理论术语跨文化的范畴，加上在应用理论上的研究尚不充分，护理诊断应用过程中仍有许多需要探讨的问题。

第二节　护理评估

护理评估是护理程序的第一步。是有计划、有步骤地收集有关服务对象生理、心理、社会文化和经济等方面的资料，对此进行整理与分析，以判断服务对象的健康问题，为护理活动提供可靠的依据。护理评估是护理过程的基础和核心部分，评估的质量直接影响护理诊断、护理计划的准确性。

一、护理评估的概念

护理评估（nursing assessment），是一个系统地、连续地收集、组织、核实和记录护理对象有关健康资料的过程，并对资料进行分析和整理。评估的主要目的是明确护理对象所要解决的护理问题。护理评估是一个连续不断的动态过程，从病人入院时开始，直到病人出院时或结束护理照顾时才终止。贯穿于护理工作的始终及护理程序的全过程。

评估过程包括收集资料和整理资料。

二、评估的内容和方法

各医院在设计评估表格时，由于应用不同的评估依据，评估的内容也不尽相同，常用评估指导模式包括：NANDA人类反应形态、马斯洛的人类的基本需要层次论、戈登的功能性健康形态等，都包括以下内容：

（一）评估的内容

主要包括病人的一般资料、目前的健康状况、生活状况及自理程度、护理体检和心理社会状况等。

1．一般资料　一般资料包括姓名、性别、出生年月、民族、职业、文化程度、住址、宗教信仰、婚姻及个人爱好等信息。

2．现在健康状况　包括此次发病情况、目前主要不适及当前的现病史、目前的饮食、营养、睡眠、排泄、自理、活动等日常生活形态。

3．既往健康状况　包括既往病史、传染病史、住院史、手术史、药物过敏史以及家族史。女性护理对象还要了解月经史和婚育史。

4．生活状况及自理程度　生活状况及自理程度包括饮食、睡眠或休息、排泄、活动和清洁卫生、个人习惯和爱好等。

5．护理体检　主要包括身高、体重、生命体征、意识、瞳孔、皮肤、口腔黏膜、四肢活动度、营养状况以及心、肺、肝、肾的主要阳性体征等。

6．实验室及其他检查结果。

7．心理社会状况　查看护理对象最近有无恐惧、紧张心理；对疾病有无认识，对治疗有无信心，对护理有何要求，希望达到的健康状态；以及影响病人的其他心理因素，如家庭关系、经济状况、工作环境、社会支持系统状况、目前享受的医疗保险待遇等。

（二）评估的方法

主要包括观察、询问病史（交谈）、护理体检和查阅资料。

1．观察　是指运用视、听、嗅、触等多种感觉器官活动对有关病人健康信息进行观察，并对信息加以分析，做出判断，病人入院后护士与病人的初次见面就意味着观察的开始，在病人住院期间，护士应对病人进行连续观察，有意识地收集一些支持或否定护理诊断的资料。能否有效、全面地观察，与护士的素质、理论知识和临床经验是密切相关的。

2．交谈　交谈是人际沟通的最重要的方式，护士与病人的交谈是有计划的、有目的的交流或谈话。是一种特别的沟通方式，是医护人员与病人交往成功的关键。主要目的是有效地收集与护理对象健康相关的资料和信息；同时，通过交谈有助于建立良好的护患关系，并能促进护患关系的发展；通过交谈也可以使护理对象获得有关病情、检查、治疗、康复的信息，以及心理支持和社会支持的系统资料。临床上一般分为正式交谈和非正式交谈。正式交谈是指有目的、有计划的交谈。例如采集新入院病人病史。非正式交谈是指护士在日常查房或在进行护理中与病人随便而自然的交谈，此时病人感到这只是一种闲谈，但护士能从这样的谈话中了解病人真实的想法和心理反应。护士应通过开放式问题，鼓励其交谈。从而获得病人真实的想法和感受。要求护士具备良好的沟通能力，安排合适的环境和时间，通过正确引导，从而达到交流目的。

3．护理体检　目的是了解病人的健康状况，确定病人的护理诊断，从而制订护理计划。是护士运用视诊、触诊、叩诊、听诊等方法，按照身体各系统顺序对病人进行全面的体格检查而收集资料的方法。

4．阅读　包括查阅护理对象门诊或住院病历、护理记录、实验室及其他检查结果等。

三、护理评估的步骤

评估的步骤包括收集资料、整理和分析资料两部分内容。

（一）收集资料

1．收集资料的目的

（1）为制订正确的护理诊断提供依据：判断任何事情不能凭空而论，护士提出护理诊断时不能凭想象，必须实事求是，应以护理评估所获得的资料作为基础，在分析判断之后，提出护理诊断。

（2）为制订护理计划提供依据：护理诊断提出后，要具体解决服务对象的问题，首先应制订一个计划。同一个问题的导致因素不同，解决的方式就不同。要根据护理评估的资料进行分析，才能制订出适合服务对象的护理计划。

（3）为评价护理效果提供依据：护理计划实施后，最终的目的是要看是否达到预期结果，通过什么来判断，必须进一步收集资料，与目标进行对比才能评价护理结果，所以评估为护理效果提供了依据。

（4）为护理科研积累资料：任何一个专业，没有科学研究就没有发展，护理工作亦是如此。护理研究是用科学的方法反复探索护理领域的问题，通过对服务对象的基础资料、导致健康不佳的因素进行分析而获得。而这些资料的来源于对护理对象的评估。

2．资料的来源

（1）直接来源：病人是直接资料的来源。通过病人的主诉和对病人的观察、体格检查等可获得有价值的资料。

（2）间接来源

1）与病人有关的人员，如亲属、朋友、同事。

2）其他医务人员，如医师、营养师、心理医师或其他护理人员。

3）病人个人的医疗文件，如病案记录及实验室检查报告等。

4）医疗和护理的有关文献资料。通过有关的医学、护理学的各种文献，可以获得各种重要的数据；不同的文化背景、不同民族、与护理对象健康生活有关的习俗和宗教信仰方面的资料，能为基础资料提供参考的信息。

3．资料的种类

（1）主观资料：主观资料即病人的主诉，即护理对象对其所经历、所感觉、所思考、所担心内容的诉说。如"疼痛、麻木、胀痛、瘙痒"或"我的头疼得像要裂开一样"等。这部分资料是护理对象本人对身体各个方面感受的描述。

（2）客观资料：客观资料是护理人员运用自己的感官，通过望、触、叩、听、嗅等方法或借助医疗仪器检查而获得的资料。

4．资料的记录

（1）收集的资料需及时记录。填写各种表格，记录时要全面、简洁、语句通顺。填写时一定要正确反映病人的问题，不能带有自己的主观判断和结论。

（2）主观资料的记录应尽量用病人自己的语言，并加上引号。

（3）客观资料的记录要应用医学术语，描述的词语应确切，要能正确反映病人的健康问题，避免护士的主观判断和结论。

（二）整理和分析资料

1．核实资料 核实资料非常重要，因未经核实的资料可能会有错误、偏差，相互间有冲突从而导致错误的诊断和计划的制订。资料没有必要全部核实，对一些有矛盾的（护士观察与病人主诉的不一致）、可疑的资料，缺乏客观支持的资料，进行核实。

2．整理分析资料 对收集的资料首先要进行分类，避免重复和遗漏。分类的方法较多，常用的有以下几种：

（1）按照马斯洛的人类的基本需要层次论进行整理分类

1）生理需要 身高、体重、心率、呼吸、营养、排泄等。如：呼吸困难、营养不良、水肿等。

2）安全的需要 对医院环境的陌生感，夜间休息需要开灯，恐惧手术，对各种检查和治疗感到恐惧、对医护人员不信任等。

3）爱与归属的需要 病人感到孤独，想家人，希望有人探望等。

4）尊重与被尊重的需要 病人由于疾病而感到自卑，害怕别人看不起；病人担心个人习惯、价值观、宗教信仰等受到疾病的影响。如病人说："我现在什么事情也不能干"，"你们怎么不征求我的意见？"等。

5) 自我实现的需要　担心住院会影响工作或者学习；身体可能出现的瘫痪、截肢、失明等影响自己不能实现自己的理想等。

知识链接　　　　　　　　**马斯洛生平**

亚伯拉罕·马斯洛（Abraham Harold Maslow，1908—1970）出生于纽约市布鲁克林区。美国社会心理学家、人格理论家和比较心理学家，人本主义心理学的主要发起者和理论家，心理学第三势力的领导人。

1943年，美国心理学家马斯洛发表了《人类动机的理论》一书。在这本书中，马斯洛提出了著名的人类的需要层次理论。

(2) 按人类反应形态分类

北美护理诊断协会（NANDA）已将所有的护理诊断按此种分类分为9种类型，因此按照这种分类方式进行资料的分类情况可以直接做出护理诊断。9种人类反应类型包括：交换、沟通、关系、价值、选择、移动、感知、认识、感觉。

(3) 按戈登（Marjory Gordon）的11种功能性健康形态分类。这种分类的方法比较通俗易懂，便于收集资料，但不方便得出护理诊断。

1) 健康感知-健康管理形态，如健康知识、健康行为等。
2) 营养代谢形态，如饮食、营养状态等。
3) 排泄形态，如排便、排尿、排汗情况。
4) 活动-运动形态，如日常活动能力、活动量和活动方式等。
5) 睡眠-休息形态，如每日睡眠、休息情况。
6) 认知、感知形态，如个人的舒适感、对疾病的认识、感知能力等。
7) 自我感受-自我概念形态，如个人的情感反应、对自己的认识。
8) 角色-关系形态，如家庭关系、邻里关系、同事关系、同学关系的状态。
9) 应对-应激耐受形态，如对一些变故如生病、丧亲等的反应状态。
10) 性-生殖形态，如月经、生育方面的情况。
11) 价值-信念形态，如宗教信仰、个人的理想、目标等。

无论按照何种分类方法，护士必须自始至终采用同一框架来完成收集、组织、核实和记录资料的过程，并对收集到的资料进行判断、解释和做出初步推论。

3．检查筛选　将所收集的全部资料加以选择、检查有无遗漏，剔除对病人健康无意义或无关的部分，便于将注意力集中于待解决的问题。

4．分析并与正常值比较

发现健康问题，提出护理诊断。通过与正常值或与病人健康时状态做比较的方法，判断有改变的部分，这些改变就是诊断依据。注意并预测潜在性问题。

护理评估是指有组织、有系统地收集资料并对资料的价值进行判断的过程。护理评估是护理程序非常重要的第一步，评估时收集到的资料是否全面、准确，将直接影响到护理诊断和护理计划的准确性。

考点：护理评估的内容方法和步骤

第三节　护理诊断

护理诊断（nursing diagnosis）是护理程序的第二步。也是专业性较强、具有护理专业特色的一步。当护士收集了有关病人的全部资料，并加以综合分析、整理后，从而确定服务对象的健康问题以及引起健康问题的原因，提出护理诊断。

一、护理诊断的概念

（一）护理诊断

1990年，北美护理诊断协会（North American Nursing Diagnosis Association，NANDA）提出护理诊断的概念，通过了护理诊断的定义：护理诊断是关于个人、家庭、社区对现存或潜在的健康问题及生命过程反应的一种临床判断，是护士为达到护理结果选择护理措施的基础，这些预期结果应能通过护理职能达到。

从护理诊断的定义中可以看出：

1．护理诊断的描述是人类健康问题和生命过程的反应，而非护理需要和护理措施。

2．护理诊断涉及与人的生命有关的生理、心理、社会、文化、发展和精神等各个方面的问题。

3．护理诊断所描述的人类健康问题，必须在护理工作范围之内，是能够通过护理职能解决或缓解的问题。

4．护理诊断所描述的人类健康问题，不仅包括已经存在的问题，还包括潜在的和可能的问题。

（二）护理诊断的发展历史

护理诊断的概念于1950年由美国的麦克迈纳斯首先提出。1953年弗吉尼亚·弗莱（Virginia Fry）认识到护理计划中应该包括护理诊断这个步骤，并认为要发展护理专业，首要工作是制订护理诊断和个体化的护理计划，但当时这些思想未得到重视。

直到1973年美国护士学会才正式将护理诊断纳入护理程序中，并开始授权在护理实践中使用。在护理诊断的发展历史中，北美护理诊断协会（NANDA）起到了非常重要的作用。从1973年第一次在密苏里州的圣路易市召开的全国护理诊断会议开始，NANDA一直致力于护理诊断的确定、修订、发展和分类工作，旨在临床推广和确认护理诊断。NANDA每两年召开一次会议，修订和增补一系列的护理诊断。我国于1995年9月在由卫生部护理中心主办的护理诊断研讨会，建议在我国医院中使用NANDA认可的护理诊断。直到1990年NANDA正式通过护理诊断的定义，护理诊断是护士为达到预期结果选择护理措施的基础，这些预期结果是应由护士负责的。

二、护理诊断的组成

北美护理诊断协会（NANDA）出版的护理诊断手册中认可的护理诊断基本上由4部分

组成。即诊断的名称、定义、诊断依据和相关因素。

（一）名称

名称是对护理对象的健康问题或疾病产生反应的概括性描述。一般用改变、减少、缺乏、缺陷、不足、过多、增加、功能障碍、受伤、损伤、无效或低效等特定用语来描述健康问题，但不能说明变化的程度。如："气体交换受损""缺乏娱乐活动"等。

例如：有皮肤完整性受损的危险：与局部组织长期受压有关。

我国现在主要参考北美护理诊断协会制订的护理诊断。

（二）定义

定义是对护理诊断一种清晰、正确的描述和解释，并以此与其他诊断做鉴别。NANDA用定义的方式确定每一个护理诊断的特性，并以此与其他护理诊断相区别。例如：体温过高的定义为个体因外界因素的影响处于持续性体温高于正常范围的状态。"压力性尿失禁"的定义是"个人在腹腔内压增加时立即无意识地排尿的一种状态"；"反射性尿失禁"的定义是"个体在没有排泄或膀胱胀满的感觉下可以预见地不自觉地排尿的一种状态"，虽然两者都是尿失禁，但前者的原因是腹内压增高，后者的原因是无法抑制的膀胱收缩。所以确定护理诊断时必须认真区别。

（三）诊断依据

诊断依据是做出诊断时的临床判断标准，是病人被诊断时必须具备的症状、体征以及有关病史，也可以是危险因素。

诊断依据根据其在特定诊断中的重要程度分为主要依据和次要依据。依据1988年北美护理诊断协会规定，主要依据指提出某一诊断时必须具备的依据（80%～100%的病人所存在的症状和体征或有关病史会具备此依据）；次要依据是对提出某一诊断有相关支持作用，但不一定每次提出该诊断时都存在的依据（50%～79%的病人在确定此诊断时所存在的症状、体征和实验结果中具备此依据）。例如："活动无耐力"中主要依据是活动中有虚弱、头晕、呼吸困难；次要依据是可能存在面色苍白、意识模糊、眩晕等。

（四）相关因素

相关因素是指影响个体健康状况，导致健康问题的直接因素、促发因素或危险因素。常见因素包括生理病理方面的因素、治疗方面的因素、情境方面的因素、年龄方面的因素。

三、护理诊断的分类

从对护理诊断名称的判断，将其分为三种类型：

1. 现存的 现存的是指护理对象目前已经存在的健康问题，如"体温过高：与呼吸道感染有关"。

2. 潜在的 潜在的是指病人目前还没有某些特定的症状或体征，但有危险因素存在，若不采取护理措施，就可能会出现健康问题。如"有皮肤完整性受损的危险：与长期卧床，不能自主更换卧位有关"。

3. 健康的 健康的是指个人、家庭或社区从特定的健康水平向更高的健康水平发展的护理诊断。在现代护理观的指导下，对健康的理解是生理、心理、社会各方面的完好状态，健康教育、健康促进也是护理工作的任务之一。健康的护理诊断是护士护理健康人群时可以用到的护理诊断。如"母乳喂养有效"，"潜在的社区应对增强"。

四、护理诊断的形成

护理诊断的形成过程包括四个步骤：①分析资料，找出异常。②明确相关因素和危险因素；③确认病人的健康问题；④形成护理诊断，正确陈述护理诊断。

1．分析资料，找出异常　这一内容在护理评估中有过介绍。就是对所评估所得的材料加以分析与正常值对比，找出异常。这个环节要求护士具备综合分析问题的能力。

2．明确相关因素和危险因素　这一内容在护理评估中有过介绍。相关因素是导致护理诊断出现的直接原因，是制订护理措施的关键。确定危险因素可以帮助护士预测病人今后可能发生什么问题。比如长期卧床病人，护士应预测到其将来可能发生压疮，必须采取预防措施。

3．确认病人的健康问题　通过分析资料，找出病人存在的健康问题及相关因素或危险因素后，在形成护理诊断之前，护士必须再次确认所收集的病人的资料是否准确，并重点确认异常资料。

4．形成护理诊断　再次确认病人存在的问题后，护士可结合相关因素或者危险因素，形成护理诊断和合作性问题。并做出陈述。一个完整的护理诊断通常由三部分组成，即健康问题（problem）、症状或体征（etiology）、原因（symptoms or signs）。

（1）三段式陈述

三段式陈述包括健康问题、症状和体征及相关因素，即 PE 公式，常用于现存的护理诊断的陈述。

健康问题：护理诊断的名称。

症状或体征即症状和体征，还包括实验室、仪器检查结果。

原因：即指认为与问题有关的生理、心理、社会、精神、环境因素。

例如：营养失调（P）：肥胖（S）：与进食过多有关（E）；
　　　体液过多（P）：水肿（S）：与钠入量过多有关（E）。

（2）二段式陈述

二段式陈述包括健康问题及相关因素，或症状和体征及相关因素，即 PE 公式，常用于有危险的护理诊断的陈述或三段式护理诊断的简化。

例如：有体液不足的危险（P）：与呕吐、禁食、出血有关（E）；
　　　胸痛（P）：与心肌缺血、缺氧有关（E）。

（3）一段式陈述

一段式陈述只说明健康问题，即 P 方式，常用于健康的护理诊断的陈述。

例如：有增强精神健康的趋势（P）；
　　　婴儿有行为能力增强的潜力（P）。

五、护理诊断与医疗诊断的区别

医疗诊断是用一个名称说明一种疾病或病理变化引起的症状、体征，以指导治疗。而护理诊断是叙述病人由于病理状态所导致的包括生理、心理、社会等方面的行为反应，以指导护理实践。明确护理诊断和医疗诊断的区别十分重要，将关系到如何去区分医疗和护理两个专业及确定各自的工作范畴。两者在适用对象、描述内容及解决问题的方法等方面均不相

同，两者区别见表（7-1）

表 7-1 护理诊断与医疗诊断的区别

项目	护理诊断	医疗诊断
判断对象	对个体、家庭、社会的健康问题/健康状态的一种临床判断	对个体病理状态/生理状态变化的一种临床判断
描述内容	描述的个体对健康问题的反应	描述的是一种疾病
决策者	护理人员	医疗人员
解决方法	在护士职责范围内，通过护理措施解决	在医疗职责范围内，采用药物、手术等医疗手段
适应范围	适用于个体、家庭社会的健康问题	适用于个体的疾病
诊断数目	较多，随病情的变化而改变	一般只有一个，确诊后不会变化

护理诊断的主要特点包括确认了病人的健康状况和护理需求，促进了护理人员之间的沟通；为计划独立的护理行为提供了指南，强化了护理程序；帮助确认护理活动的重点，保证护理质量；对病人实施整体综合的护理服务。虽然护理诊断与医疗诊断不同，但两者的整体目标是相同的，都是为了改善病人的健康状况，使病人早日康复。

六、书写护理诊断的注意事项

1. 使用统一的护理诊断名称　应使用 NANDA 认可的护理诊断名称，有利于护理人员之间的交流与探讨、国际间的接轨和护理教育的规范。要求护理诊断所列名称应明确、简单易懂。

2. 贯彻整体护理观念　病人的护理诊断应包括生理、心理、社会等方面。对列出的护理诊断、诊断依据和相关因素应体现整体护理的观念。

3. 明确每一个护理诊断的相关因素　出现健康问题的最直接原因即为相关因素，同时相关因素也是制订护理措施的关键。确定护理诊断的过程中明确相关因素是非常重要的。对于相关因素的陈述，应使用"与……有关"的方式。注意确定相关因素时，要避免将相关因素与临床表现相混淆，如："疼痛：与心前区疼痛有关"，心前区疼痛是疼痛的具体部位，是临床症状，并非是相关因素。因为这个相关因素是临床表现，而非相关因素。

4. 有关"知识缺乏"诊断的陈述　缺乏在陈述上有其特殊性，应为"知识缺乏：缺乏……方面的知识"。知识缺乏：缺乏结核病的预防方面的知识；而不使用"与……有关"的陈述方式。

5. 不能用医疗诊断代替护理诊断，也不能用护理措施代替护理诊断。

6. 避免使用引起法律纠纷的语句。例如将以长期卧床的病人的护理诊断书写为"皮肤完整性受损：与护士未及时给病人翻身有关系"等会引起法律纠纷，对护理人员造成伤害。

考点： 护理诊断的形成和书写格式要求

第四节 护理计划

护理计划（nursing planning）是护理程序的第三步，是依据确定的护理诊断制订具体护理措施的过程，是对病人实施护理活动的指南。通过护理计划，可以使护理活动有组织、有系统地满足病人的具体需要。其目的是使病人得到适合个人情况的护理，保持护理工作的连续性，促进医护交流和利于评价。护理计划包括四个方面的内容：①排列护理诊断顺序；②确定预期目标；③制订护理措施；④护理计划的书写。

一、排列护理诊断顺序

当病人出现多个护理问题时，为了决定护理活动的先后次序，需要根据问题的轻、重、缓、急将这些问题安排顺序，以便安排护理工作，以保证护理工作高效、有序地进行。排列顺序时应将对病人生命安全威胁最大的问题放在首位，其他的依次排列。问题分为首优、中优和次优。

（一）排列优先顺序

1．首优问题　首优问题是指直接威胁病人生命，需立即解决的问题。例如昏迷的病人的"清理呼吸道无效"；休克病人的"体液不足"等问题，应首先解决。紧急状态下，病人可以有几个首优问题。

2．中优问题　中优问题是指虽然不直接威胁病人的生命，但给病人精神上或躯体上带来极大的痛苦，严重影响其健康的问题。例如"有皮肤完整性受损的危险"；"有感染的危险"等问题。

3．次优问题　次优问题是指人们在应对发展和生活中变化时所产生的问题，这些问题并非不重要，而是指在安排护理工作时可以稍后考虑，不是很急迫或需要较少帮助即可解决。例如疾病急性期的病人可能伴有"营养失调：高于机体的需要量"等问题。

（二）排序原则

在排列护理诊断顺序的过程中，比较重要的一点是如何判断出护理对象存在的问题的主次，应严格遵守以下原则：

1．优先解决危及生命的问题　按马斯洛需要层次理论，这是一种最常用的方法。生理需要是最低层次的需要，也是人最重要的基本需要，只有在生理需要满足之后，才会考虑高水平需要，应首先考虑基本需要是否得到满足。

2．优先考虑病人的主观需求　当病人的主观需求与治疗、护理原则无冲突的情况下，可考虑优先解决。

3．优先处理现存的问题　潜在性问题，根据性质决定其解决的次序。

二、确定预期目标

预期目标（expected outcome）也称为预期结果，是指病人在接受护理后，期望能够达到的健康状态。也是评价护理效果的标准。

（一）目标分类

目标可分为近期目标（短期目标）和远期目标（长期目标）两类。

1．近期目标　近期目标是指在相对较短时间内（几天、几个小时）可达到的目标。例如："2天内病人能够顺利咳出痰液""24小时后病人能排便"等。

2．远期目标　远期目标是指需要相对较长时间才能实现的目标，通常是几周或几个月。例如："病人在出院时说出糖尿病饮食治疗的具体措施"。"化疗期间病人不发生感染"等。

长期目标中期望的结果往往需要一系列短期目标才能实现。这一系列的短期目标可能是相同的。比如长期目标是"半年内体重下降20kg"这一目标的达成需要一系列的"一周内体重减轻1kg"的短期目标来实现。还有一类情况，这个长期目标需要护士采取连续性的动作才能达到的的长期目标，比如一个长期卧床的病人需要护士在整个卧床期间给予精心的皮肤护理以预防发生压疮，长期目标可以描述为"卧床期间皮肤完整无破损"。

（二）目标的陈述方式

预期护理目标可以按照下列形式进行陈述：陈述公式为主语＋谓语＋行为标准＋条件状语。

1．主语　主语是指护理对象，有时可省略"病人"二字。可以是护理对象生理功能和机体的一部分，如病人的体温、体重等。

2．谓语　谓语是指护理对象能够完成的行为，病人叙述什么、做什么，该行为必须是可观察到的，所用的动词是可测量的，如能够做到说明、演示、行走等。

3．行为标准　行为标准是护理对象完成该行为所要达到的程度、速度、距离、次数等，如每天步行80米，每次15分钟。

4．条件状语　条件状语是护理对象完成的行为所必须具备的条件或支撑物等。并非所有的目标陈述都包括此项，例如：病人13周后拄着拐杖行走100米；张先生能在1周内学会自我注射胰岛素，且剂量、技术准确。

（三）确定预期目标的注意事项

1．目标应是护理活动的结果，而非护理活动本身。必须是病人的行为，陈述时避免使用"使病人……；让病人……。"主语应该是护理对象或者护理对象的一部分，而不是护士。如："住院期间教给病人自我注射胰岛素的方法"是不正确的，应改为"出院前病人学会胰岛素的自我注射方法"。

2．目标应具有明确针对性，一个目标只针对一个护理诊断。一个护理诊断可有多个护理目标。

3．目标必须切实可行，属于护理工作范畴，通过实施护理措施可以达到。不但要考虑病人的能力、物质、环境和支持系统，还应考虑医院的条件、设施、护理人员的能力水平等。

4．目标应具体，可观察、可测量。避免使用含糊、不明确的词句，如"增强"、"良好"、"尚好"等词语。

三、制订护理措施

护理措施是护士协助病人实现护理目标的具体方法和手段，护理措施的制订必须针对护理诊断提出的原因，结合服务对象的具体情况，运用护理知识和经验作出决策。

（一）护理措施的类型

1．独立性护理措施　独立性护理措施是指护士运用护理知识和能力自行或授权其他护理人员进行的护理活动。根据所收集的资料，独立思考、判断后做出的决策。包括生活护理、住院评估、病人的教育咨询和病人的住院环境管理等。

2．协作性护理措施　协作性护理措施是指护士与其他医务人员协作完成的护理活动。包括医生、理疗师、营养师等。例如：与营养师一起制订符合服务对象病情的饮食计划。

3．依赖性护理措施　依赖性护理措施是指护士遵医嘱执行的措施。如"遵医嘱给药"、"记录出入量"等。

（二）护理措施的内容

护理措施的内容主要包括病情观察、基础护理、功能锻炼、健康教育、执行医嘱、检查及手术前后护理、症状护理等。

（三）制订护理措施的要求必须切实可行

制订护理措施时应考虑病人的具体情况，符合病人的年龄、体力、病情、认知情况及自己对改变目前状况的愿望等；医院现有的条件、设施、设备及护理人员的情况，是否能胜任实施制订的措施。

1．护理措施应与其他医护人员的措施相一致　如果护理措施与其他医护人员的措施相矛盾就会造成病人的不信任感。

2．制订时应参阅其他医务人员的记录、医嘱，有不同意见时一同协商，达成共识。

3．护理措施应以科学的理论为依据　护士应以循证护理为基础，运用最新最科学证据，结合个人技能和临床经验，以及服务对象的具体情况，选择并制定恰当的护理措施。禁忌将没有科学依据的措施应用于病人，以免引起不良的后果。

4．护理措施应保证病人的安全　护士为服务对象提供护理过程中，应该始终把病人的安全放在首位，例如协助心脑血管疾病病人下床活动时，应循序渐进，避免活动过猛而发生并发症。

5．护理措施应具体明确　制订护理措施应使护士和护理对象能准确、容易执行，有可操作性，一项完整的护理措施应包括日期、具体做什么、怎么做、执行时间和签名。如在针对高血压病人的健康教育中，教会病人及家属测量血压的方法。

四、护理计划的书写

护理计划是将护理诊断、护理目标、护理措施等各种信息按一定规格组合记录下来。一份完整的护理计划是对病人的病情变化及相应的诊断、处理情况的记录。护理计划一般都制成表格的形式，各医院的规格不完全相同，大致包括开始和停止日期、护理诊断、护理目标、护理措施、效果评价几项内容（表7-2）。

护理计划应体现个体差异，一份护理计划只针对一个病人的护理活动起指导作用。护理计划是动态的、发展的，随着病人病情变化、护理效果的优劣而补充调整。

随着计算机在病历管理中的普遍应用，护理计划也逐渐趋向计算机化。护理专家针对常见病和多发病的常见护理诊断，制订了相应的护理目标和护理措施，并用统一的形式书写，形成了标准护理计划。并将标准护理计划单输入存储器，这样，在护理某一疾病病人的时候，可以随时查阅标准护理计划或符合病人实际情况的护理计划，制订对某服务对象具体的护理计划。标准护理记录单上没有的，护士可根据病人的实际情况添加。

临床工作中，护士最好不要急于照搬标准护理计划，而应该先经过评判性思维做出判断以后再对照标准护理计划，补充没有想到的项目，添加标准护理计划上没有列出的措施，从而既能发现护理计划的优点，又可为病人提供个性化的整体护理。

表7-2 护理计划单

姓名：王×　性别：女　年龄38岁　科室：4　床号：3　住院号 0120000

日期	护理诊断	预期目标	护理措施	评价	停止时间	签名
2012.2/2.9：00	知识缺乏	1.病人能够复述有关自我护理知识；2.病人能够实施部分自我护理计划	1.评估病人的需要及缺乏哪些自我护理方面的知识；2.根据病人的了解程度向病人讲解相关疾病的知识；3.发放宣传小手册	病人基本了解护理知识	2012.2/10 8：00	王×
2/3 8：00	焦虑	1天内病人焦虑情绪得到缓解	1.向病人介绍环境、设备以及主管护士和大夫、病友；2.向病人介绍治疗方案；3.其他护理措施同"知识缺乏"的护理	病人的焦虑情绪得到缓解	2012.2/5 9：00	王×
2/7 9：00	乏力明显	避免过度劳累	1.注意休息，加强营养，给予高热量、高蛋白、高维生素及易消化饮食；2.遵医嘱给予保肝药物治疗	乏力症状缓解	2012.2/12 9：00	王×

考点：护理计划的措施制订和书写

知识链接

电子病历给美国带来的变革

1. 节约医疗费用　美国具有世界最庞大的医疗市场，90%的医疗机构采用电子病历，由于缩短住院时间、合理诊断和用药，每年可以节省门诊和住院费用770美元。

2. 医疗行为监管，控制医疗费用　《健康保险接替和责任法案》规定：(1)所有医疗机构必须用电子方式申报每个病人的治疗费用；(2)经支付方审核后给予相应的医疗补偿。

3. 方便病人就医，避免医疗事故　医生很容易获得病人的过敏史、药物史、医疗史等信息。获得病人医疗信息，从而合理采取下一步的治疗措施。

4. 保障用药安全　增进群体健康　通过信息交换、不同部门的协同提高疾病预防评估能力和促进慢性病管理的能力。

第五节　护理实施

护理实施（nursing implementation）是护理程序的第四个步骤，是将护理计划中的措施付诸行动，实现护理目的过程。实施的活动包括各式各样的护理活动，如护理技术、健康教育、咨询。要求护士不仅具备丰富的专业知识，还要具备熟练的操作技能和良好的沟通能力，才能保证病人得到高质量的护理。从理论上讲，实施是在护理计划制订之后，但在实际工作中，特别是抢救危重病人时，实施常先于计划之前。

一、实施的过程

实施的过程包括实施前的准备、实施和实施后记录三个部分。

（一）实施前的准备

实施前的准备包括进一步审阅计划，分析实施计划所需要的护理知识与技术，预测可能会发生的并发症及如何预防，安排实施计划的人力、物力与时间。应具体安排以下几个问题：

1．做什么（what） 做什么包括评估病人目前情况，审阅已制订好的护理计划，保证其内容与病人目前情况相符，计划中的各项措施是否合适、科学和安全。将给病人实施的措施进行组织，安排好工作的顺序，提高工作效率。

2．谁去做（who） 将要对病人实施的护理措施进行分类和分工，确定护理措施是由谁来做，是需要一名护士单独执行，还是需要多名护士合作，或者跟其他医务人员或者病人、家属等相互协助完成。

3．怎样做（how） 是指完成护理措施将使用什么技术或技巧和设备等，应该熟悉需要进行的基础护理操作过程或仪器设备使用的方法；如果遇到的问题比较棘手，如病人情绪不佳，合作性差，需要考虑如何使措施得以顺利进行，一旦发生某些意外，应该如何应对等。

4．何时做（when） 护士应该根据病人的情况、要求、医疗上的需要等多方面因素来选择执行护理措施的时机。例如：健康教育的时间，应该选择在病人情绪稳定，身体状况良好的情况下进行，如果选择在病人不舒适时，那么一定不会取得预期的效果。

5．在何地（where） 确定实施护理措施的场所，对于涉及病人隐私的操作，更应该注意选择环境。

（二）实施

将所计划实施的护理活动加以组织、任务落实。执行医嘱，保持医疗和护理有机结合。准确、及时地解答病人及家属的咨询问题，进行健康教育。充分发挥病人及家属的积极性，与其他医护人员密切配合，熟练运用护理操作技术，同时还要继续收集资料，评估病人健康状况。

1．实施方法

（1）分管护士直接为护理对象提供护理。

（2）与其他医护人员合作进行护理。

（3）教育病人及其家属共同参与护理。在执行过程中，应注意了解病人及家属的年龄、职业、文化程度，目前的健康状态和能力等，掌握教育的内容与范围，采用恰当的方法和通俗易懂的语言，以取得满意的效果。

（三）实施后的记录

实施各项护理措施后，应及时准确地进行记录，亦称护理病程记录或护理记录。包括护理活动的内容、时间、护士观察到的效果及病人的反应等。包括病人的健康问题及采取的护理措施，实施后病人的反应及护士观察的效果。病人出现新的健康问题与病情变化，所采取的治疗、护理措施，身心需要及其满足情况等。

临床护理记录的方式很多，常见的记录格式有以下两种。

1. 记录格式　记录的方式通常有叙述式和问题导向式，叙述式即采用文字描述进行记录；以问题为导向式的记录有（PIO）格式、SODP（主观材料、客观资料、实施、评价）或 SOAPIE（主观资料、客观资料、评估、实施、评价）。

（1）PIO 格式

（PIO）格式是临床护理中常用的格式，PIO 即由问题（problem）、措施（intervention）、结果（outcome）三词取其英文名称的第一个字母组合而成。（表7-3）

表7-3　护理记录单（PIO）

姓名：×××　性别：男　年龄：55岁　科室：外一　病室：12床　住院号：000002

日期	时间	护理记录	签名
2012-9-1	08：00	P：焦虑：与担心手术有关	×××
	08：00	I：1. 介绍手术和术后的大致情况 2. 介绍手术以及医生和麻醉师的情况 3. 让家人尽可能陪伴病人	
	15：30	O：病人自述恐惧感降低	×××

PIO 是二十世纪九十年代以来我国多用的方式，由于 PIO 记录中依然存在重复书写的现象，故现又简化为重点记录 PO 的方式。

（2）SOAPIE 格式（表7-4）

表7-4　护理记录单（SOAPIE）

POR	记录内容
S 和 O（主观和客观资料）	病人口头表述，护士直接观察及检查所获得资料
A（评估）	护士对所获得主、客观资料的分析和归纳
P（计划）	针对问题制订的恰当护理措施
I（实施）	实际执行护理实施的描述
E（评价）	对实施的护理措施重新评估，以判断目标是否达到

2. 护理记录的要求

（1）全面、清晰、简洁：护理记录是重要的法律文书，要求护理人员认真、仔细、全面、系统地收集记录有关资料，既不可遗漏也不可重复。字迹规整、清晰，不随意涂改或剪贴，不能滥用简化字。

（2）客观、真实：资料的记录要反映事实，应客观记录护士的临床观察和病人的主诉，不要有护士的主观判断和结论。对疼痛的记录，病人自述："我从来没有这么疼过"、如果记录成"病人疼痛严重"就带有了护士的主观感觉，不如记录病人的原话更加科学。

（3）使用专业术语：对客观资料的记录尽量使用专业术语，便于专业探讨。

二、实施过程中的注意事项

1. 树立"整体"观念　在实施护理措施的过程中要全面考虑病人的各方面的情况，明确人的基本概念，贯彻整体护理理念。不但要考虑病人的病情还要考虑到病人的心理、社会、精神、文化等方面的要求。尽量满足病人需要。

2．注重科学性和灵活性　护士不要机械地实施计划，应该合理组织护理活动，要把病情观察和收集资料贯穿于其中，对病情变化及时做出判断，根据病人实际情况灵活实施护理。

3．注重安全性　护理措施必须保障病人的安全。如给女病人做导尿术的时候动作要轻柔，以免粗暴的动作损伤病人的尿道黏膜。

4．明确医嘱，认真执行　护士在执行医嘱时，应明确医嘱的意义，对有疑问的医嘱应该核对后再执行。

5．注意人文关怀，建立良好的合作关系　病人的合作能提高护理活动的效率，所以在护理活动中注意与病人的交流和沟通、鼓励病人积极参与护理活动。

考点：护理实施的过程和记录

第六节　护理评价

护理评价（nursing evaluation）是护理程序的最后一个步骤，是有目的、有组织的活动，是实施护理计划后病人的健康状态与护理计划中预期目标进行比较并做出判断的过程。

通过护理评价，了解病人是否达到预期的护理目标，病人的需求是否得到满足。虽然评价是护理程序的最后步骤，但实际上评价贯穿于整个护理活动的始终。评价的结果决定护理措施是否终止、修改、删除或增加。

一、护理评价的内容和方式

（一）评价的内容

1．结构评价　结构是指为病人提供护理的机构。对结构的评价即是对机构的管理方式、经济状况、人员配备、设备情况等的评价。对护理结构的评价就是是否为病人提供了足够数量的有胜任能力的护理人员、是否运用了最佳设备、仪器等方面进行评价。

2．过程评价　对护理过程的评价是指检查护士进行护理活动的行为过程是否符合要求，如各种护理操作的过程、与病人的沟通交流情况、健康教育的组织开展过程等。

3．效果评价　对护理效果的评价是指评价病人经过护理照顾以后的健康状态是否达到了预期目标。

（二）评价方式

1．持续式评价　持续式的评价方式是护士按照护理计划实施护理措施的同时，检查和评估病人的健康状态的变化和对护理措施的反应，然后根据情况修订计划，并将所执行的护理活动与结果记录于护理记录中。这个过程贯穿于护理程序的每一步骤中。

2．总结式的评价　总结式的评价方式按照预期目标所设定的期限，将病人现在的健康状态与预期目标进行比较，以衡量目标是否达到。

二、评价过程

（一）建立评价标准

预期护理目标可作为护理效果评价的标准。预期目标对评价的作用有以下两个方面：

①确定评价阶段所需收集资料的类型；②提供判断服务对象健康资料的标准。

（二）收集资料

为评价预期目标是否达到，护士通过护理过程的记录、与病人交流及检查评估等收集病人各方面的有价值资料进行分析，列出执行护理措施后病人的反应。收集过程中有的主客观资料需要通过体检和病情观察进行证实。所收集的资料应简明、准确地记录，以备与预计目标相比较。

（三）对比标准，评价目标是否实现

将病人的反应与护理目标进行比较，确定目标实现情况。目标实现的程度分三种，即目标完全实现；目标部分实现；目标未实现。

例如：预期目标为"病人1周后能下床自行走30米，无不适感。"

病人已能自行走30米，无不适感——目标完全实现；病人从床旁自行走30米，因心慌、气短不能返回，由护士扶回病床——目标部分实现；病人下床后即感心慌、气短，无法行走——目标未实现。

（四）分析原因

对目标部分实现和未实现的原因进行分析、探讨，主要可从以下几个方面分析：收集的资料是否准确、全面；护理诊断是否正确；护理目标是否切实可行；护理措施是否恰当；措施是否已执行；病人是否出现了新问题。

（五）修订计划

评价的目的是及时发现问题，不断对护理计划进行修订，护理计划的调整包括以下几种方式。

1．停止 对目标完全实现的护理诊断，也就是护理对象的问题已经解决，停止原有的护理诊断及相应的护理措施。护理计划不妥或者有错误的。

2．修订 对目标未完全实现或未实现的护理诊断，应重新收集资料，分析影响因素，修正不恰当的护理诊断、目标或措施。

3．增加 评价也是一个再评估的过程，在重新收集资料的基础上，对出现的新的健康问题做出新的诊断和制订新的目标与措施，及时将这一诊断加入到护理计划中，最终达到护理对象的最佳护理效果。

考点：护理评价的过程

小结

本章系统地学习了护理程序的发展史、护理程序的概念和步骤、护理诊断的定义及组成部分、护理诊断的分型方法及实施的内容，重点讲解了护理诊断与护理目标的书写格式。

护理程序包括护理评估、护理诊断、护理计划、护理实施和评价5个步骤。护理评估是系统全面地收集护理对象的资料并对资料加以整理的过程。护理诊断是护士达到预期目标选择措施的基础，护理诊断有名称、定义、诊断依据以及相关因素4部分组成。书写格式有PES、PE、P格式组成；做出正确的护理诊断需要明确护理诊断和医疗诊断的区别。护理计划是护理过程中的具体决策，是对病人实施护理的行动指南。排列护理诊断时应该遵循优先解决危及病人生命的问题；护理实施过程中要注意整体观念，

小结	科学性、灵活性、安全性，注意人文关怀，并能正确记录；护理评价是按照预期目标所规定的时间，将护理后服务对象的健康状况与预期目标进行比较并做出评定和修改的过程。评价活动贯穿于护理程序的全过程。

（高红新）

第八章　护理工作中的人际沟通与健康教育

> **学习目标**
> 1. 说出沟通的构成要素及影响沟通的因素。
> 2. 熟记并运用沟通技巧。
> 3. 归纳护理工作中的人际关系。
> 4. 知道健康教育的概念。
> 5. 熟记健康教育的程序和方法。

第一节　护理工作中的人际沟通

案例

患者，女，23岁，入院后诊断为胰岛素依赖性糖尿病，病人得知自己患病后离不开胰岛素的治疗，非常恐惧、悲哀、焦虑，甚至失去生活信心和勇气，而拒绝注射胰岛素，为此护士应与之做怎样的沟通，采取哪些方法？

人际沟通是每个人生命中很重要的一部分，人们通过人际沟通处理各种人际关系。尤其是护理工作者，如果能做好人际沟通，就能使工作如虎添翼，取得成功；健康教育既是健康保健的重要手段，也是护理实践活动之一。因此，作为护理工作者要有良好的人际沟通能力和健康教育的知识，才能实现对护理对象身心的整体性照顾。

一、人际沟通概述

人际沟通是人们之间运用语言和非语言的符号传递信息的过程。在护理工作中，人际沟通是建立良好护患关系的前提，护士必须掌握一定的人际沟通技巧，才能更好地为病人服务。

(一) 人际沟通的概念

人际沟通 (interpersonal communication) 是指人与人之间在共同活动中彼此交流思想、感情和知识等信息的过程。信息发出者将信息发送给信息接收者，并期待得到对方做相应反应效果的过程。它是建立良好护患关系的必要条件；护理人员必须掌握一定的人际沟通知识和技巧，并以此为服务对象提供高质量的护理服务。

(二) 人际沟通的构成要素

1. 信息背景　是指人际沟通发生的场所、环境。包括物理环境（如空间的大小、隐秘性、温度、安静程度）、参与者个人的特征（情绪、情感、需求等）。

2. 信息的发出者和信息接收者　信息发出者是信息发出的主体，也是信息源，也是编码者；信息接收者：是接收信息并将其解码的人，也是译码者。

信息的发出和接收都有一个过程，这个过程受个人教育程度、价值观念、生活背景、表达能力、经验、个人素质、心理状态、对信息发出者的看法、期待等因素的影响，同一个信息，不同的人可能会产生不同的效果。

3．信息　是指人际沟通中信息发出者希望传达的思想、观点、意见、情感、态度、指令等。包括语言和非语言行为所传达的全部内容。

4．信息传播途径　是指信息由一个人传递给另一个人所通过的渠道。比如语言、声音等信息可以通过听觉传递；表情、手势、文字、图像等信息可以通过视觉传递；握手、拥抱、抚摸等信息可以通过触觉传递等。

5．反馈　是指信息接收者将接收到信息后的反应返回给信息发出者的过程。它反映的是沟通的效果。

人际沟通过程形成一个信息交流模式：

信息背景→信息发出者（编码）→信息　→传播途径　→信息接收者（解码）

考点：人际沟通的概念

（三）人际沟通的种类

根据信息载体不同，人际沟通分可为语言和非语言沟通

1．语言沟通　指以语言、文字或符号为交流媒介的信息传递，它是其他任何交际工具无法代替的，它具有迅速、灵活、丰富等特点，同时它也受个人意识、文化程度等诸多因素的影响。沟通前要对沟通对象充分评估。

语言沟通分为口头语言沟通和书面语言沟通：

（1）口头语言沟通：是指以就口头语言作为载体的信息传递。是最常用的语言沟通形式。包括说话和听话过程。有交谈、演讲、汇报、电话、讨论等形式。具有反馈快、弹性大、双向性、不可备查性等特点。

（2）书面语言沟通：是以书面文字、符号为载体进行的信息传递。主要形式有报刊、杂志、书籍、信件、合同、协议、通知、布告等，同时具有正式、准确、权威性、保存、备查等功能。

应注意的问题：选择合适的词语、选择合适的语速、选择合适的语调和声调、保证语言的清晰和简洁、适时幽默、时间的选择和话题的相关性。

2．非语言沟通

（1）非语言沟通的概念是伴随着沟通而发生的一些非词语性的表达方式和行为的沟通形式。包括面部表情、声音的暗示、目光的接触、手势、身体的姿势、气味、身体的外观、着装、沉默、空间、时间和物体的使用等。

（2）非语言沟通的作用

1）补强作用　比如：我们说"是"的时候同时点点头，就可以增强语言信息的效力。

2）替代作用　比如我们"跷起大拇指"就表示了不起；病人"手舞足蹈"就表示很快乐、兴奋等。

3）重复作用　比如我们说"请安静"，然后再把示指放在嘴边，相当于把话又说一遍。

4）暗示作用　比如：两个人谈话时其中一个人看看手表，就是暗示谈话应该结束了等。

（四）人际沟通的层次

沟通交流的层次一般由浅入深，由于文化背景的差异，各个国家的层次划分略有不同，以下是中国与美国人际沟通的对比。见表 8-1

表 8-1　中国与美国人际沟通的层次对比

中国	美国	特点
一般性沟通	礼节式沟通	没有实质性内容。比如：你好吗
陈述事实的沟通	陈述式沟通	简单地陈述实际情况，不参与个人意见，不涉及个人感情和私人关系，不要随意打断讲话。比如：我昨天做了阑尾炎手术，伤口有些疼
分享个人观点和判断	交流各自想法	也称为分享性沟通。除了沟通信息，还交流个人的观点和判断。比如：我想去走廊走走
分享情绪的沟通	分享感受	也称为情感性沟通。自愿把自己的感受告诉对方。比如：我的病理结果是良性；大家都为他高兴
共鸣式沟通	尖峰式沟通	不用说话就知道他的体验和感受

（五）影响人际沟通的因素

人际沟通是一个复杂的过程，受很多因素的影响，有些障碍因素会阻止或歪曲信息的传递，障碍可能源自于人也可能源于环境。

1．个人因素

（1）生理因素：包括疲劳、生病、疼痛、失语、耳聋等。身体的不适会使沟通者注意力不集中，影响沟通效果。

（2）情绪因素：如生气、焦虑、兴奋、抑郁、紧张、敌对、悲伤。这些因素都会影响沟通的过程和结果，因此护士要有敏锐的观察力，及时发现病人的情绪和情感变化，随时调整沟通的方式，以便保证沟通效果。

（3）感知因素：对事物的感觉、解释、理解因为受个人经历、教育程度和生活环境的不同，感知的不同会影响有效沟通，护士在与病人沟通时要考虑对方的知识水平、职业等。

（4）个性特征：个性是指个体的现实态度和行为方式所表现出来的心理特征。比如性格开朗、热情、直爽、善解人意的人易于沟通；而冷漠、拘谨、孤僻、内向和狭隘的人则难于沟通。

（5）语言技巧：语言是一门艺术，"良言一句三冬暖，恶语伤人六月寒"，所以护士的语言可以治病，也可以致病。

2．环境因素

（1）物理因素

1）场所、温度、光线　如果沟通内容涉及个人隐私，现场又缺乏隐蔽条件，而且有其他人在场，沟通就很难实现，比如评估有心理疾病、外生殖器疾病病人时，应注意保护病人隐私；温度过高过低都会影响沟通；沟通环境光线过强会让人不舒服，光线灰暗不利于观察病情，同时病人会有不安全感。

2）噪声与时间　安静的环境有利于沟通。而电话声、汽车的噪声等直接影响沟通，选择沟通的时间不合适也会影响沟通效果。

3）距离　人际沟通有四种距离：A．亲密距离：沟通双方相距小于0.5米，适用于感情非常亲密的人沟通；B．个人距离：沟通双方相距0.5～1.2米，适用于亲朋好友之间促膝交谈，也是护士与病人之间进行沟通的理想距离；C.社交距离：沟通双方距离在1.2～4米，适用于正式社交与公务活动；D．公众距离：是指沟通双方相距大于4米。是较大的公共场合所保持的距离，比如健康讲座、学术演讲等。

（2）社会因素

1）文化背景　来自不同文化背景的人，由于语言和生活习惯的差异，会给沟通带来困难。因此护士应广泛学习人文知识，提升文化素养，以减少护患沟通中的文化冲突。

2）礼节习俗　不同国家、不同民族的礼节习俗不同，也会给沟通带来麻烦。比如：瑞士人交流时喜欢互相对视，日本人则认为交谈时盯着对方的脸不礼貌。

3）宗教信仰　不同的宗教信仰也可能给沟通带来矛盾。比如：在与信仰伊斯兰教的人谈论食物时，应避免谈及猪肉。

4）价值观　由于价值观的差异，人们对事物的喜好也有所不同。护士在与病人交流时应注意尊重对方的价值观，以维持有效沟通。

考点：影响人际沟通的因素

二、护理工作中的人际关系

护士在护理工作过程中，需要与病人、病人家属及医疗机构的其他医务人员建立良好的人际关系，以便更好地为病人服务，满足不同病人的基本需要。

（一）人际关系概述

人具有社会属性，因此，每个人在生活中，都需要与他人建立各种人际关系，人际关系渗透到社会生活的各个层面。

1．人际关系的概念　人际关系是指人与人之间在心理上的相互吸引及相互排斥关系。反映的是人与人之间在心理上的亲疏远近。

2．人际关系的基本原则

（1）适度原则：包括自尊适度、表露适度、忍让适度、热情适度、信任适度、谨慎适度、谦虚适度、幽默适度、期望适度、频率适度等。

（2）人性原则：包括人道原则、交互原则、真诚原则、理解原则、守信原则、平等原则、互利原则、文明原则。

（3）选择原则：包括择善原则、调衡原则等。

3．人际关系的特征　主要表现为：人际关系的互动性、心理性、渐进性、明确性、多面性、动态性、复杂性等。

（二）护理工作中的人际关系

1．护理人际关系的内容　是护士在工作中形成的多种网络人际关系的总和。包括护士与病人、病人家属、医生、护士、其他医务人员等之间的关系（主要介绍护患关系和护士与医生的关系）。

2．护理人际关系的特征　包括专业性、时限性、多面性、复杂性、协作性、公众性。

3．建立好护理人际关系的意义　有利于提高护理质量和效率；有利于建立良好的健康服务氛围；有利于陶冶护士情操；有利于贯彻以人为本的护理理念；有利于促进护理学科的发展。

4．护患关系　在医疗护理实践活动中，护理人员与病人之间确立的一种人际关系。随着护理实践范围和功能的扩大，护患关系中的活动主体包含了更丰富的内容。护理人员一方可以是护理员、护士、护士长或护理部主任，而病人一方可以是病人及其家属、陪护人、监护人、病人所在的单位，甚至媒体舆论。

（1）护患关系的基本内容

1）技术性关系　是在护理实践过程中建立起来的，是以护士拥有相关知识和技术为前提的，主要表现在实施护理措施过程中的地位和心理方位。

2）非技术性关系　包括道德关系、利益关系、法律关系、文化关系、价值关系等。

（2）护患关系的特征

1）是以治疗和护理为目的的专业性、帮助性关系。

2）是一种工作关系。

3）是一种以服务对象为中心的关系。

4）是一种多方位的人际关系。

5）是一种互动关系。

6）是一种治疗关系。

7）是一种短暂的人际关系。

（3）护患关系的过程

1）观察期　主要任务是建立护患之间的了解和信任，包括环境的介绍、资料的收集等。此阶段护士端庄的仪表、良好的言行和态度有利于建立良好的护患关系。

2）合作信任期　主要任务是按护理程序解决护理对象身心问题、满足其需要，包括制订并完成护理计划，不断地修改和完善护理计划，同时提供相应的护理支持。此阶段护士的知识、能力、态度等是保证护患关系的基础。

3）终止评价期　主要任务是做好出院准备工作，包括进行有关评价、了解病人及家属满意度、健康教育和咨询、制订出院计划和康复计划、保证护理的延续性、愉快地终止护患关系。

（4）护患关系常见的问题

1）护患之间的冲突　包括因为角色模糊和定位不当而产生的关系问题；因为责任冲突而产生的关系问题；因为权益差异而产生的关系问题；因为理解分歧而产生的关系问题。

2）护患关系的阻抗　护士方面包括对护理对象关注不够、缺乏应有的职业规范、态度问题、心理问题等；服务对象方面包括对护士的期望和要求过高、疾病问题、心理问题、对护士和护理的偏见等。

（5）预防和解决护患关系常见问题的方法

1）创造良好的护患氛围和环境，用健康的工作情绪，良好的工作热情，消除角色模糊的影响。

2）与服务对象建立充分信任关系，消除责任冲突。

3）为服务对象树立角色榜样，自觉维护服务对象的合法权益。

4）运用良好的护患沟通技巧，加强护患沟通和理解。

5．医护关系

（1）概念：医护关系是护士为了服务对象的健康和安危与医生建立的工作关系。是群体的、合作的关系。

（2）医护关系常见的问题：主要体现为：角色压力、缺乏理解、利益争斗、自主权之争等。

（3）解决医护常见问题的策略：相互信任、真诚合作；主动宣传护理专业的特点；尊重医生的专业自主权和专业特征；坚持原则、适当解释。

考点： 护理人际关系的概念及内容

三、护理工作中常用的沟通技巧

沟通是护理工作的重要组成部分。在日常护理工作中，为解决病人的各种健康问题，满足病人的多种需要，护士需要与病人、病人家属、相关的医务人员进行有效沟通。

（一）沟通前准备

1．资料准备　充分的资料准备可以增强护理人员与病人沟通的信心，是有效沟通的前提和基础，护士要根据沟通的目的，了解病人的现有健康资料，加以分析，预先考虑对策，可以事半功倍。

2．护士准备　包括整洁合体的着装、端庄大方的仪表、和蔼可亲的态度、精神饱满的状态、良好的语言表达能力以及足够的心理准备等。

3．病人准备　是指考虑病人的身体状况、耐受性、体位、生理要求等。

4．环境准备　选择整洁、安静、空气清新、色调温馨的环境进行沟通，使病人心态平和、心情平静、注意力集中、思维连贯、表达细节和感受等。

（二）确保信息准确无误

1．倾听　倾听在人际沟通中具有鼓励和尊重对方的意义，在护患沟通中倾听很重要。倾听是指全神贯注地接收和感受对方在沟通时发出的全部信息，并做出全面理解的过程。倾听的时候要听其言，观其行以获得准确信息。

倾听时应注意：不断地做出回应，用语言和非语言参与沟通，但不要打断病人；不要有分散病人注意力的举动。

2．重述　重述是为了核实所获得的信息，同时又会使对方感到自己的述说已经生效。重述是指在沟通中将对方所说的话不加任何判断地重复说一遍，待对方确认后再继续交谈的一种核实信息的方法。

3．反映　反映是把客观事物的实际表现出来，是一种帮助对方领悟自己真实情感的沟通技巧。也称释义。反映不仅是核实信息的方法，也是护理人员向病人表达共鸣和反响的极好方式。例如，病人：我住院好多天了，检查做了不少，可还是不能确诊。护士：唔，看起来你很着急，也很烦恼？病人：可不是嘛……

4．澄清　澄清是对对方陈述中一些不明确、模棱两可或不完全确定的叙述，突出疑问，以求得更具体的、更明确的信息。护患沟通中澄清不仅可以使护理人员更好地理解病人，也可以使病人更好地理解自己。

（三）促进沟通向纵深发展

1．称呼　护理人员对病人的称呼应该根据病人的身份、年龄、职业等具体情况，力求准确恰当。例如领导、知识分子一般称职务、职称，如李教授、张处长等；工人称师傅等；农民称大爷、大娘等；男士称先生；女性称女士等。

2．提问　提问是收集资料和核实资料的手段，分为封闭式和开放式提问。

1）封闭式提问　有方向地提问或限制性提问。回答在特定的范围内，选择性很小。比如：一天排便几次？家里有人血压高吗？封闭性提问简单，容易获得准确信息，但沟通死板、缺乏自主性、难以获得其他信息。

2）开放式提问　没有方向的提问或敞开式提问。问题范围广，回答没有限制，可充分说出观点、想法、意见等。如这几天感觉怎么样？开放式提问没有暗示性，回答有自主权可获得较多信息；沟通时间长，对护理人员要求很高。

3）提问中要掌握以下技巧　①避免同时提几个问题；②向病人说明目的，以取得病人的了解与配合；③注意语气和态度；④问题应明确易于理解。

3．反应　是指倾听信息后所引出的意见、态度、行动。是表明关注对方讲话的一种方式，是建立良好护患关系的重要沟通技巧。但是不恰当的反应会带来不必要的副作用。

1）过于抽象的回答。比如"等着吧……"

2）不恰当的坦诚。比如"你的病目前没有什么好办法了……"

3）不恰当的保证。比如"这样的病在我们这没有问题……"

4）过早下结论。比如"看样子你不想治了……"

5）过于超前的反应。比如"你放心吧我会……"

比较理想的反应是：不随意许愿、不轻言放弃、不轻易保证、不过早下结论等。

4．移情　是指通过倾听、提问等沟通方式，站在对方的角度理解对方感受的过程。与同情的区别在于，同情是对他人的关心、担忧、怜悯，是对他人困境时的自我情感的表露；而移情是从他人的角度感受、理解、分享他人的感受，而不是表达自我的感受。

5．阐释　叙述并解释的意思。是治疗性沟通中的常用技巧。它可以帮助病人更好地面对和处理好自己所遇到的问题。例如冠心病人焦虑不敢下床活动，护士就应该向他阐释有关冠心病的知识，并对个人情况加以分析，使其认识疾病，最终战胜疾病。

1）阐释中应注意：①了解病情；②用通俗易懂的语言，委婉的语气、诚恳的态度叙述、解释；③注意语言的修饰。

2）阐释技巧常用于：操作前解释、解答病人的各种疑问、消除顾虑和误解、针对病人存在的问题提出建议和指导供病人选择。

6．沉默　是超越语言力量的一种沟通方式，是声音的延续和升华。比如癌症病人家属极度悲哀，护士将其扶坐在椅子上，同时递给他一杯水，并投以同情的目光……

护士采取适当沉默可以起到给病人思考的空间、表示倾听病人的讲述、鼓励病人宣泄情感的作用。不恰当的沉默会使病人及家属认为是不耐烦、难以琢磨、清高自傲、不易于接近等。

7．触摸　是人际沟通中最亲密的动作，可以传递温暖和关怀。触摸时要注意文化背景、选择合适时间、情景、场所、触摸对象等，避免产生误会。

考点：护理人际沟通的技巧

第二节 健康教育

健康教育是健康保健的重要手段，也是最重要的护理手段之一，是护理活动的重要组成部分。是增进护理对象整体健康的最好的实践活动。

一、健康教育的概念

健康教育（health education）是通过有计划、有组织、系统的社会和教育活动，促进人们采纳有益于健康的行为和方式的活动过程。它主要是通过系统的信息传播和行为干预等手段帮助人们掌握卫生保健知识，树立健康观念，使人们自觉自愿地改变不良健康行为和生活方式，消除和减轻影响健康的危险因素，以达到预防疾病、促进健康和提高生活质量的目的。

知识链接

卫生宣教、健康教育与健康促进的区别

项目	卫生宣教	健康教育	健康促进
内涵	宣传—传播	教育—参与—行为改变	行为改变—可持续性环境支持
方法	宣传	以教育为主	多因素、全方位结合
特点	卫生知识传播	以行为改变为主	核心策略是社会动员
效果	卫生知识增加，全人类健康水平提高，效果不明显	知识、态度、行为改变，但效果不持久	效果持久

二、健康教育的目的和意义

（一）健康教育的意义

1．是实现初级卫生保健的关键和重要策略　健康教育是一项策略，也是所有卫生问题、预防方法和控制措施中最为重要的，是实现初级卫生保健的重要手段。

2．是提高全民健康水平的需要和重要举措。

3．是节约卫生资源、提高健康水平的有效措施。

4．是提高社会人群健康保健意识的主要渠道。

5．对提高医院质量有重要意义。

（二）健康教育的目的

1．保持和促进健康、预防疾病、恢复健康　常见的健康教育主题有三级预防、应激处理、预防接种、产前保健、正常分娩、营养、运动、安全、治疗配合、出院指导等。

2．适应受损　通过健康教育使教育对象面对和学会处理健康和功能的改变，学习维持日常生活活动的新知识、新技能。

三、健康教育的程序

1．健康教育评估　护理对象的文化背景、心理状态、学习期望、学习需要、学习动机、学习能力、教学环境、学习资源。

2．护理诊断　对收集来的资料归类、整理、分析、解释形成特定的需要的护理诊断。

3．制订教学计划　确定教学目标、确定教学时间、选择教学方法、确定教学内容、准备教学资源、成文等。

4．实施（执行）教育计划　护士要将教学活动与护理活动结合起来，并不断观察学习者的变化，不断调整教学方法并根据实际情况灵活选用。

5．教学效果的评价　评价内容包括发现阻碍学习的障碍；护理对象学习的程度；还有哪些目标要澄清和努力；发现需要改进的教学方法；认识进一步学习、需要纠正、需要强化的内容等。

四、健康教育的方法

健康教育常用的方法主要有讲授（讲述、讲解、讲演）、讨论、阅读指导、演示、参观、试听材料等。

1．讲授　是以讲解为主的一种较正式的健康教育方法。包括讲述、讲解、讲演等。

（1）讲述：向学习者详述内容和要求的方法。一般要15～20分钟，用于个别或少数学习者同时进行健康教育。

（2）讲解：是对问题的要领、机制、现象进行解释的一种教育方法。要求语言通俗易懂，用于解答学习者的提问。

（3）讲演：面对人数众多的群体进行健康知识的宣传、讲授的一种教育方法。

2．讨论　是以小组或团体为单位，相互交换意见、感受、问题等内容的一种教育方法。

讨论应注意的是：限定人数以7～8个人为宜；人员背景限定（年龄、健康状况、教育程度等背景相似的人组成讨论小组）；事先通知讨论主体，便于准备、组织和控制，以便讨论顺利进行。

3．阅读指导　由护理人员推荐、指导学习者阅读相关材料。如：书籍、杂志、报刊、传单等。

4．演示　是指护理人员示范某种技术的操作，同时予以讲解，学习者通过模仿练习掌握该技术操作的一种教育方法。

5．参观　结合教育内容，实地观看的一种教育方法。比如参观产房、会见术后恢复比较理想的病人等。

6．个别会谈　是指健康教育工作者根据教育对象已有的知识经验，通过口头问答的方式，引导教育对象获取知识的方法。

7．展示与视听　借助计算机、电视、电影、录像、幻灯等进行健康教育的方法。它的优点是：形象化、多样化、趣味性强、适用于所有的教育对象。

考点：健康教育的方法

小结	本章主要介绍了护理工作中的人际关系，人际沟通的要素，沟通的种类，影响沟通的因素，护理工作中的人际关系以及沟通技巧；同时还介绍了健康教育的概念，健康教育的意义、目的。健康教育的程序和方法。通过本章的学习使护士在护理工作中更加游刃有余，更好地为人类健康服务。

（姜丽焱）

第九章 多元文化与护理

> **学习目标**
> 1. 解释下列概念：文化、文化休克、多元文化护理。
> 2. 说出文化休克的过程及各期的特点。
> 3. 熟记跨文化理论的理论架构；满足病人文化护理需要的策略。
> 4. 归纳文化的特征。
> 5. 知道影响文化休克的因素及预防。
> 6. 了解雷宁格跨文化护理理论的主要概念。
> 7. 阐述住院病人文化休克的护理措施。

案例

一位来自美国的糖尿病患者，信仰伊斯兰教，大学文化，讲英语，喜欢甜食，忌肉食，从事环保技术工作，工薪阶层。就医时见全身水肿，不接受中国食品，不愿忍受糖尿病饮食，不喜欢中国病房的设施，用企业技术员的标准来要求护理人员，时间观念强，不喜欢护士整理自己的东西，不喜欢护士戴口罩，要求固定的护理人员提供护理关怀，用西方礼仪要求护士，也希望得到西方式护理关怀。

思考：如何给这位患者提供护理？

随着政治经济的全球化，不同国家、民族、区域和不同层次的交流越来越频繁，联系也越来越紧密，而这个过程中出现的健康问题也日益凸现出来，如文化休克现象，正困扰着大量移民人群，给他们的生活、工作带来许多不便。因此在这个时候讨论多元文化护理是非常有必要的。在现代信息高速发展的今天，护理也将受到不同国籍、不同语言、不同习俗要求的影响，跨文化护理理论是护理学发展和社会发展的必然产物，是护理学的一个新内容，它将丰富现代护理理论和实践，也必将推动护理事业的发展。

第一节 文化概述

一、文化

（一）文化的概念

文化的本意是耕耘，是对自然的开拓。文化是人类社会特有的现象，相对于自然而言，凡是属于人类创造的事物都是文化。它是人类在社会历史实践过程中创造出来的，离开了社会实践也就不存在文化，所以说文化是社会实践和社会生活的重要组成部分。文化与人类一起诞生,是一个内涵丰富的概念,被大量的学者从多学科、多视角研究、解读。

《辞海》对文化的解释是,文化从广义上说,指人类社会历史实践过程中所创造的物质财富和精神财富的总和。通常我们把文化理解为社会意识形态以及与之相适应的典章制度、政治和社会组织、风俗习惯、学术思想、宗教信仰、文化艺术等。实际上这些都属于精神文化的范畴。除此之外,还应包括物质文化,比如中国的万里长城、埃及的金字塔、美国的自由女神像等。

德国学者普芬多夫认为文化是社会人的活动所创造的东西及有赖于人和社会生活而存在的所有东西的总和。

英国人类学家爱德华认为文化是一个复杂的总体,其中包括知识、信仰、艺术、道德、法律、风俗及社会成员所获得的任何技能及习惯。

综合各界对文化的认识,文化是在某一特定群体或社会的生活中形成的、并为其成员所共有的生存方式的总和,包括价值观、语言、知识、信仰、艺术、法律、风俗习惯、风尚、生活态度及行为准则,以及相应的物质表现形式。所有的文化或文化的一切方面都由所处社会经济类型、生产力发展水平和生产关系决定,在一定程度上还受到自然地理环境的影响。所以我们在承认一定的文化是由一定的生产方式决定的同时,也应看到自然环境对文化的影响。对个人来说,文化指导世界观的形成,从而进一步帮助个体塑造自我和人格,指导思想和行动,赋予行为意义及价值,同样,社会稳定和社会变迁也有赖于文化的传承和革新。

我们还应注意将文化与文明区分开来,两者既有相似性也存在差异。文化是相对于社会而言;而文明则是相对于野蛮而言,是指文化中积极的成分。

(二)文化的分类

1. 按照文化现象划分

(1) 物质文化:普遍存在的物质形态。

(2) 精神文化:理论、观念、心理以及与之相联系的科学、宗教、符号、文学、艺术、法律、道德等。

(3) 方式文化:包括生产方式、组织方式、生存方式、生活方式、行为方式、思维方式、社会遗传方式等。

2. 根据文化的特点划分

(1) 硬文化:是文化的物质外壳,表层结构,是人的物质生产活动及其产品的总和,是可以看得见、摸得着、具有物质实体的文化事物;它构成了全部文化创造的基础。在各种文化交流冲突中,硬文化是最容易发生变化,是最不稳定的层次。例如,生产工具、建筑物、各民族特有的服饰、器皿及物质财富等。

(2) 软文化:是指活动方式与精神产品,是文化的深层结构。主要有制度、风俗习惯、思想价值等。具体来说,在创造物质财富的同时人们也创造出处理人与人之间相互关系的规范,表现为各种制度以及建立的各种组织;在日常生活人际交往中,约定俗成的习惯性思维定势则以民风民俗的形式出现,直接表现了社会成员的价值观、审美情趣和思维方式。软文化是在各种文化交流与冲突中最为稳固,最不容易改变的部分。

3. 按照涉及人群及表现形式划分

(1) 主文化:是社会上占主导地位,为社会多数人所接受的文化。

(2) 亚文化:当一个社会的某一群体形成一种既包括主文化的某些特征,又包括一些其他群体所不具备的文化要素的生活方式时,这种群体文化被称为亚文化。如民族及职业亚文化。

(3) 反文化：是对现存社会秩序的背离及否定，对现存文化的抵触及对抗。

（三）文化的构成

价值观、信念和信仰、习俗不但是构成文化的核心要素，而且与健康密切相关。人类学家将文化的构成用金字塔的形式表述出来，顶层是社会群体文化中的习俗，可视性最强，可以通过外在行为观察，最具体且易于表达；中层为信念和信仰；底层是社会群体价值观，这两层的可视性都不强，深层而又抽象，因而较难评估。

1. 价值观　是关于事物的价值关系及其变化规律的观念体系，是人类意识的重要形式，用以指导人们的行为和思想，使之按照自己的客观需要而对不同事物采取不同原则、立场和行为取向。简单地说，它代表着一个人对周围事物的是非、善恶和重要性的评价。价值观是在长期的社会化过程中逐步形成，是通过后天的学习获得的，是信念、态度和行为的心理基础，并在人的社会生活中起着重要的作用。

2. 信念　是自己认为可以确信的看法，是个人在自身经历中积累起来的认识原则。信念主要有中心信念、权威信念和边缘信念三种。中心信念是牢固的根本性信念，是决定人们行动的基本准则；权威信念是由权威信息影响形成的信念，有较强的稳定性，但容易受时间推移而淡化；边缘信念是最容易改变的信念，是信念的初级形式。

3. 信仰　是人们对某种事物或思想的极度尊崇与信服，并把它作为自己的精神寄托和行为准则。信仰的形成是一个长期的过程，是人们在接受外界信息的基础上沿着认知、情感、意志、信念和行为的轨道持续发展，最终融合而成的。因此，信念是信仰形成过程的终结和最高阶段，是认识的成熟阶段或感情化了的认识。

4. 习俗　是指历代相传，积久而成的风尚。它是一个民族的人们在生产、居住、饮食、婚姻与家庭、医药、丧葬、节日、庆典等物质文化生活上的共同喜好及禁忌；是各民族政治、经济和文化生活的反映，并在一定程度上反映着各民族的生活方式、历史传统和心理情感；是民族特点的重要方面。而与健康密切相关的习俗包括饮食、沟通方式、家庭及传统医药等。

(1) 饮食：饮食的文化烙印最为明显，是诸多民族习俗中最难以改变、最顽强存在的一种习俗。每个国家、民族甚至地区都形成了有特色的饮食文化，而它的形成与经济、社会、宗教信仰、民族历史、心理及地理环境等分不开。饮食习俗主要表现在：饮食禁忌、烹调方式、进食时间、主食差别、对饮食与健康关系的认识。

(2) 沟通方式：人们通过沟通可以相互了解、传达信息、交流情感、增长见识。沟通的效果有时会受到不同文化环境的影响。不同的国家、民族、地区都有其特定的语言、文化背景、语言禁忌。如在中国，人们在沟通的时候非常重视眼神的交流，认为这是一种礼貌；但是对于美洲印第安人来说，却被认为是一种不礼貌的行为。

(3) 家庭：是建立在婚姻、血缘或收养关系的基础上，密切合作共同生活的小型群体。家庭功能的健康影响着个体的身心健康、成长与发展和疾病，甚至家庭对个体的健康观念与行为也存在很大的影响。研究表明，来自家庭成员的情感、精神和物质、信息方面的有效支持可以缓解病人的焦虑、恐惧和抑郁等负性情绪，能增强其自尊与自信，从而主动配合医疗护理。因此，全面了解个体的家庭有助于护士更好地评估个体的健康状态，找出影响其健康的因素，从而制订有针对性的护理计划。

(4) 传统医药：在所有习俗中传统医药与健康行为的关系是最为密切的，包括家庭疗法、民间疗法等。这些方法为该民族的人们所信赖，简便易行。对各民族传统医药习俗的了解有助于护士在不违反医疗原则的条件下选择病人易于接受的护理措施。比如，中国的端午节正值仲夏，气温升高，病原微生物大量繁殖，各种疾病较易发生。在这个传统节日里，家家户户都有挂艾叶、菖蒲、食粽子、涂雄黄酒等习惯。据中医记载艾叶有理气、利尿、解热、通经、祛痰、止血等功效，而人们把艾叶、菖蒲悬挂于门窗之上，确有杀菌、洁净空气、除湿避秽的作用。有的地方在端午节将雄黄酒少量涂在大人手、脚处，小孩脸、额上以避秽是民间习俗之一。雄黄性温、味辛，能燥湿、杀虫、解毒；临床上外用可治蛇虫咬伤，神经性皮炎等。此外中国医学认为，粽子里的糯米能补中、益气、止泻；大枣可养胃健脾、补血安神；栗能补脾强筋，健胃益肾。从上面这个例子我们可以了解到许多生活习惯和健康有着密切的联系。

（四）文化的特征

1. **创造性** 文化是从人类社会生活中创造出来的。自然存在物及其运动不是文化。例如，山川河流、日月星辰都不是文化，但是人类据此而创造出来的历法、文学、艺术及其他物品则属于文化的范畴。

2. **获得性** 文化不是天生的，而是后天习得的。人的价值观、道德观及生活模式、生活技能都是在后天学习获得的，是社会化的产物。

3. **社会共享性** 文化是人类共有的，是人类历史的产物。一个社会的人在共同的生活过程中创造出来并共同遵守和使用的才能成为这个社会的文化，比如语言、信仰、风俗习惯、社会规范及社会价值观念等，这是一个群体或社会成员共同享有的。

4. **继承性** 文化是一份社会遗产，同时也是一个连续不断的过程。文化是在人类社会历史实践中创造出来的，也将随着人类社会的发展，不断被赋予新的内涵。任何一个社会阶段、任何一个社会时期的文化都是继承了前一个社会阶段或时期的文化，并被赋予新的内容。

5. **民族性** 文化具有鲜明的民族特点，它是通过民族的生产和发展，形成的民族传统和习俗。比如中国的筷子、日本的和服、欧洲的刀叉等，无不渗透着民族的特色。

（五）文化的功能

英国人类学家马林诺斯基认为，文化是作为一个统一的社会整体而存在，在社会功能中发挥着作用。

1. **社会功能** 文化对社会发展、社会正常运行有着积极的作用，它可以帮助人们认识自然、认识社会、认识自身，提供符合社会需要的社会运行模式。世界的文化丰富多彩，认识了不同的文化，就可以认识不同的社会、不同的社会生活模式或社会行为模式。

2. **整合功能** 具有整合人们的价值观念、行为规范、促进社会内部协调一致的功能。文化的整合功能是指文化为人们的认识和行为提供一种标准模式，使人们的行为规范化，角色的表达社会化、生活的方式模式化。因此，文化的整合功能有利于民族团结和社会稳定。

3. **改造功能** 文化既可以改造社会，也可以改造自然、改造人。人们在接受文化的过程中形成社会人格，成为社会人。而文化通过提供知识、培养人才来改造社会。

4. **发展功能** 文化作为社会实践的产物能为人类生活的未来提供社会结构和社会生活蓝图，使人们形成符合社会要求的生活理想和社会理想，并为之努力。

二、文化休克

(一)文化休克的概念

文化休克(culture shock),又称文化震撼或文化震惊,是指一个人从熟悉而固定的文化环境到另一个陌生的文化环境时,由于态度、信仰的差异而出现的一定的危机与陌生感、思想混乱与心理上的精神紧张综合征。

文化休克主要是个体在与不同文化接触过程中产生的大量紧张性刺激所引起的迷惑与失落等经历,是一种常见的文化现象,它可以发生在不同国家民族、不同地区及群体之间。文化休克常见于移民人群(留学生、难民等)、海外公派人员、正处于重大社会转型期的人群、医院、学校以及一些其他组织。当机体初次在一种新的文化环境生活时,由于不同的文化价值观、宗教信仰、生活方式容易导致文化冲突的发生;同时这些人群在心理方面存在着严重的焦虑、无助和压抑感进而可引起疾病的发生。

(二)文化休克产生的原因

通常从熟悉而固定的文化环境到另一个陌生的文化环境时,会出现沟通障碍、日常生活规律差异、孤独、风俗习惯、态度和信仰差异等,从而诱发一系列的反应,导致文化休克的产生。

1.压力反应 当个体身处一个陌生的环境时,压力就会伴随而来;随着压力的累积,会引起垂体-肾上腺内分泌轴功能失调,从而导致机体生理反应异常增多,如交感神经系统功能紊乱、免疫系统功能下降、机体对疾病的易感性增加。因此,一般来说,机体在新的环境适应过程中所遭受的压力,不但存在心理方面的因素还应包括生理方面的因素。心理因素可引起机体内分泌功能异常,使个体出现紧张、焦虑、抑郁等不适症状。因此文化休克不仅引起人们对生理疾病的担忧,还可引起那些由于心理压力而导致免疫功能衰退的疾病。

2.认知疲劳 是机体在应对大量信息时所产生的一种反应。一般情况下,个体在加工新信息、整合新文化时都会不自觉地应用自身原有的文化价值观去加工改造,并使之融入到自己的生活中。人们在自己的文化社会进行交流时所涉及的交流形式、规则及文化背景都是自发的、无意识的;但是,在一个新的文化环境下,必须努力去获取大量的相关信息,所以人们容易感到疲劳并且会引起心理情绪上的厌倦,甚至导致崩溃。认知疲劳累积到一定程度,会出现紧张性头痛甚至自我封闭。不同文化背景的人都有不同的风俗习惯,一旦改变了文化环境,就必须去适应新环境中的风俗习惯、风土人情,新环境中的饮食、服饰、待客、居住、消费等习俗可能与自身原有的文化环境不同,这些文化的差异会使人在短时间内难以接受,从而出现文化休克。

3.角色危机 是指人们在新的文化环境中模糊了自我角色的认定。由于社会角色和人际关系的变化,影响了人们对自我的认定。在一定程度上,个体作为社会的主体通过对社会贡献及与社会相互作用过程中来实现对自身角色的认定。然而,在新的文化背景下,原来的角色被忽略了,而新的社会角色还没有定好位,这时就容易引起角色混乱。这种角色危机主要是由于缺乏正常的社交,对自己的定位产生困惑以及新的角色定位与自己的期望不相符等原因造成的。

4.自我休克 一般认为自我休克起因于个人生活发生了多种多样的变化。每一个人都有自己规律的日常生活,当改变其文化环境时,其日常生活习惯将会发生变化,需要去适应新环境下的文化模式,往往会使人产生挫折感。新环境下的住宿、交通工具、作息制度、工作环境等都需要人们花费时间和精力去适应，有时会给人们增加烦恼，从而引起文化休克。态度、信仰、人生的价值观和人的行为在每一个文化群体之间都是不同的，受自身环境的文化模式的影响。当两种不同的态度、信仰及人生价值观发生碰撞时，会导致个体的自我休克。个体的心理倾向、自尊、身份以及对现实生活的满意度都应该得到个体所处社会文化环境的认同，但是一旦失去了这种支持体系，就会引起自我认识的解体，甚至导致疾病的发生。

（三）文化休克的影响因素

1．个人的身体状况　在应对文化冲突造成的压力时，身心健康的人应对能力强于身心衰弱的个体。

2．年龄　处于学习阶段，生活方式、习惯尚未成型的儿童对生活形式的改变适应较快，应对文化休克的困难较少，异常表现也较轻。相反，年龄越大，对已习惯的文化模式越难改变，从而难以放弃熟悉的文化模式而去学习新的文化模式。

3．以往应对生活改变的经历　以往生活变化较多，并能够对各种变化很好适应的人，在应对文化休克时较生活上缺乏变化的人困难要少，文化休克的症状也较轻。

（四）文化休克的分期与表现

当一个人离开熟悉的环境进入陌生的环境时，常经历以下四期的变化过程。

1．兴奋期　又称蜜月期，指当个体进入新环境时，人们往往表现出兴奋、幸福愉快感、失眠，充满期望以及对新的文化充满了向往。虽然在此期人们会表现出不同程度的焦虑，但这种情绪是积极的。这些表现和我们所认识的文化休克完全相反，主要是因为个体在此期的活动范围大部分局限在酒店、名胜古迹、商店及机场等场所，还没有真正接触到当地的文化。

2．意识期　又称文化休克期。何时进入文化休克期与个体自身的性格、准备工作以及其他因素有关，有些人甚至一下飞机就会表现出不适应，而有些人则在几星期后才出现类似表现。处于此期的个体往往表现出失望、沮丧、急躁及压力增大等情绪反应。此时，个体原有的文化价值观念与其所处新环境的文化价值观念标准产生冲突，个人的信仰、角色、行为、自我形象和自我概念等会受到挫伤。尤其当原定计划无法正常实施、遭遇挫折时，个体会感到孤独，思念原来环境中的亲人、朋友，会感觉新环境中的一切都不如自己熟悉的旧环境，会有退缩、发怒和沮丧等表现，甚至小事件都会演变成大问题，个体会变得非常脆弱敏感，感觉生活没有意义。学习语言的计划被延迟、问题升级及心情沮丧，人们在这个时候往往会出现回家的打算。应该在这个时候帮助个体重新建立他们所熟悉的文化行为模式。因为此期是文化休克综合征中最严重也是最难度过的一期。

3．转变期　文化休克的第三阶段，也称调整恢复期。个体专注于学习如何有效地适应新文化环境，个体应对文化冲突解决问题的能力和技巧提高了，并且开始积极地学习新的文化，生活开始变得有意义了，机体也逐渐认识到问题的产生归咎于理解、接受及适应能力的不足。所以个体开始学习、适应新环境中的文化模式，逐渐了解、熟悉新环境中的"硬文化"和"软文化"，采取一定的方式，如参加日常活动、庆祝活动等去修复自我，对发生的文化冲突不再认为是对自我的伤害。学会欣赏其他的文化，把学习新文化的过程看成是一个有趣的挑战。虽然此期仍然存在问题，但是个体是在以积极的态度去面对问题。

4．适应期　也叫接受期，此期个人已完全适应新环境中的文化模式，建立起符合新文化环境要求的行为、习惯、价值观念、审美意识等，并且可以成功地应对文化冲突。虽然个体不能完全被其他文化同化，但是在适应文化的过程中必须经历自身的一些本质上的变化。我们必须认识到要想成功地适应新文化环境就不得不改变自己，将新的文化融入到先前的自我概念中去，从而达到文化认同。

（五）文化休克的表现

文化休克主要的表现有逃避现实、过度的睡眠、强制性进食、易激惹和对周围充满敌意、婚姻家庭关系紧张、工作缺乏效率以及无法解释的伤心难过等。虽然上述表现不典型，也可以出现在其他的疾病中；但是如果个体处在一个陌生的环境中工作生活同时伴有以上症状时，那么就要高度怀疑是否为文化休克了。此外，随着个体所处的文化休克的时期不同，而有不同的表现。

1. 焦虑　个体处于一种模糊的不适感中，是自主神经系统对非特异性或未知的威胁的一种反应。生理表现为坐立不安、失眠、疲乏、声音发颤、手颤抖、出汗、面部紧张、瞳孔散大、眼神接触差、尿频、恶心和呕吐，特别动作增加、心率增加、呼吸频率增加、血压升高；情感表现为自诉不安，缺乏自信、警惕性增强、忧虑、持续增加的无助感、悔恨、过度兴奋、容易激动、爱发脾气、哭泣、自责和谴责他人，注意过去而不关心现在和未来，害怕出现意料不到的后果；还有部分存在认知表现的改变，心神不定，思想不能集中，对周围环境缺乏注意，健忘或思维中断。

2. 恐惧　指个体处于一种被证实的、有明确来源的惧怕感中。主要表现是躲避、注意力和控制力缺陷。生理表现为失眠、噩梦、出汗、口干、呼吸短促、血压升高、尿频、尿急、腹泻等。

3. 沮丧　由于对陌生的环境的不适应而产生的失望、悲伤等情感。生理表现为胃肠功能衰退，出现食欲减退、体重下降、便秘等问题；情感表现为忧愁、懊丧、哭泣、退缩、偏见或敌对。

4. 绝望　指个体主观认为个人没有选择或选择有限，以至不能发挥自己的力量。表现为凡事处于被动状态，说话减少，情绪低落，对刺激的反应减少，感情淡漠，不愿理睬别人，被动参加活动或根本不参与活动，对以往的价值观失去信念，生理功能低下。

（六）文化休克的应对

在适应文化休克的过程中，虽然一些方面会因为个体自身的性格、意志以及社会文化背景的不同而有所变化，但是在其他方面却是大致相同的。如人们应对文化休克时有一个共同点，那就是对文化休克的认识，同时掌握一些技巧用于应对紧急状况以及认可自身的变化和行为适应。以下几点能有效帮助个体应对文化休克。

1. 做好前期准备　计划去一个新的文化环境之前，应先提前熟悉新环境中的文化模式。事实上，在出发前做好准备能有效提高应对能力，从而使文化休克造成的影响最小化。首先我们应认识到适应过程中出现的所有问题都是由文化休克引起的，否则会加重其症状，所以进行跨文化培训有助于文化的适应，它能帮助个体掌握语言技能，减少误会并提供了语言基础，从而能更好地理解行为。

理性面对新文化环境下的文化冲突。价值评价是评估自身能力的重要工具。如果个体认识不到自身的价值，那么他也就不能应对潜在冲突，所以有必要了解新环境下社会行为的本质意义，为适应社会做好准备。在适应过程中，个体对待新文化的态度以及是否自愿接受这种改变是极其重要的。承认不同文化的长处，积极面对新文化，学会宽容地生活而不是抱怨或者与家乡生活作比较。个体还应做好被人拒绝、歧视的准备，这是因为文化都带有种族中心主义色彩，每个社会成员都认为自己的文化更优越，所以有必要做好这些心理准备。

2．做好过渡期调整　主动接触新环境中的文化模式，接纳或容忍新文化环境。尽可能地利用一切有用的资源来度过调适期，包括健康的身体、可口的食物、良好的居住环境、融洽的社会关系等，这些可以让个体集中精力来适应社会文化。

如何处理压力，自始至终是应对文化休克的中心任务。由于表达不准确、意思模糊是压力的主要来源，不过这些会在文化的适应过程中慢慢减少。个体还应认识并掌握一般文化和具体文化中压力的表现形式以及了解哪些日常生活行为有助于缓解压力。矫正修复行为能缓解压力，保持健康，其中维持某些原有的行为可以有效地保证文化认同感，而矫正行为能够帮助人们重建那些在新的文化环境中丢失的东西，这些行为包括讲母语、食用本民族的食物、阅读母语书报、用母语写信和打电话、过度睡眠或专注于工作等。这样有利于增强自我及重新建立稳定感，但可能延缓机体适应新文化的过程。

3．寻求有力的支持系统　重建社会支持体系，包括家人、亲戚、朋友及同事。有力的社会支持系统能够帮助人们缓解心理压力，有效地应对文化休克。我们常依据别人如何对待我们来了解自己，这一过程称之为反射性评价。它对自我的形成起着重要的作用。

4．培养跨文化沟通交流能力

考点：文化、文化休克的概念，文化休克的分期、表现。

第二节　雷宁格的跨文化护理理论

跨文化是指在社会实践中，考虑文化因素的影响，集合多种文化的智慧展开活动。多元文化或跨文化现象是跨文化护理产生的理论根源。

跨文化护理的实质是对不同文化进行比较式分析，重点研究其传统照顾、健康与疾病、信念、价值观等。研究目的是将跨文化护理理论付诸实践，指导临床护士的日常工作，如护理照顾和行动的三种方式，可以帮助护士提供有效的护理保健服务。美国著名的跨文化护理（transcultural nursing）理论学家马德兰·雷宁格（Madeleine Leininger）提出"尽管不同文化用不同的方式来感知和理解，并按自身特有的方式付诸实践，但是世界上所有文化之间的照顾既有相同点也存在不同，相同之处称之为共性，不同之处则称之为差异性。

 知识链接

雷宁格简介

马德兰·雷宁格博士是跨文化护理学的奠基者。1948年毕业于护士学校，1950年获比尼迪克学院生物科学学士学位，1953年获华盛顿凯斯林克大学精神护理学硕士学位，1965年获华盛顿大学人类学博士学位。20世纪50年代她作为一名临床护理专家在美国中西部的"儿童指导之家"工作时，观察发现儿童反复出现的行为差异是由于不同文化背景造成的，这次经历使她成为了获取人类学博士学位的第一位专业护士，并由此创立了跨文化护理理论。

一、跨文化护理理论的相关概念

跨文化护理理论是护士依据不同人的文化背景，采用不同的护理方式方法，从而满足不同文化人群的健康需求。这就要考虑到其世界观、价值观、宗教信仰、生活习惯、健康观念、心理态势、道德观等。雷宁格第一部有关跨文化护理理论的著作在1985年出版，又在1988年至1991年期间对其观点作了进一步的解释说明。跨文化护理理论提出了相关概念，包括文化、照顾、文化照顾、文化照顾共性、文化照顾差异、世界观、民间健康系统、专业健康系统等。

1. **文化** 是一个特殊群体学习得来的、共同享有的、流传下来的价值、信念、规范和生活实践活动，可以指导人们按特定的方式思考、作出决策和行动。

2. **照顾** 指与帮助、支持或促进服务对象健康状况和改善生活方式需要有关的指导性行为。雷宁格认为照顾在跨文化护理学中处于核心地位。照顾是人类的生存所必需的，对于人类的发展和对付严重或反复发生的生活事件如疾病、伤残和死亡也同样是必需的。在不同文化背景下，照顾的表达、实施有着不同的意义及方式，这种照顾现象可通过评估文化群体的世界观、社会结构和风俗习惯来识别、发现或确定。

3. **文化照顾** 指用一些人们认识到的价值观、信念和一定性的表达方式，来帮助、支持个体（群体）维持健康、改善生活方式或面对死亡与残疾。文化照顾以最广泛、全面的方法了解、解释、说明，并且能预知护理现象，同时指导护士制订计划及实施。

4. **文化照顾共性** 是人们在对待健康、处境和生活方式的改变或面对死亡的文化中所衍生的对照顾的共同的、相似的意义、价值和方式。

5. **文化照顾差异** 是人们在对健康、处境和生活方式的改变或面对死亡的文化中所衍生的对照顾的意义、价值和方式的差异性。

6. **世界观** 是人们对整个世界的根本看法、根本观点。环境对世界观的形成有重要的影响。护士在提供相应的文化照顾中，来自世界观、社会结构因素、文化价值、环境状况和语言的应用等方面的知识，对指导其制订护理计划和实施是必不可少的。

7. **民间健康系统** 是传统的、当地固有的保健和治疗措施，对治愈疾病或帮助人们有特殊意义和用途。

8. **专业健康系统** 是在特定教育机构中学习过、经过正规专业培训的保健人员提供的专业照顾或治疗服务。

雷宁格认为所有的文化照顾既有专业照顾也有传统的照顾方法。

二、跨文化护理模式

（一）护理照顾决策和行动的三种方式

照顾是人类生存的重要内容，也是人类的一个共性。但是不同文化关于照顾的价值、信念、方式方法等又带有不同的文化内涵及意义，因此也为跨文化照顾的方式、计划及措施提供了文化基础。护理照顾决策和行为必须建立在最大程度地满足照顾对象的需求和提供相应文化照顾的基础之上。护理照顾行为有三种方式：

1. **文化照顾保存/维持** 指用于支持、帮助及促进康复的专业性行为和方法，即帮助文化照顾对象正确地面对疾病、死亡以及如何从疾病中恢复。

2. **文化照顾调整/协商** 指通过协商等方式用于支持、帮助或促进文化照顾对象调整、适应，达到良好健康状态的专业行为和决策。例如西班牙的母亲们很重视亲自照看她们的孩子，其照顾形态是亲自照看孩子并且让孩子在自己身边。所以为产妇举办的产前班计划中必须考虑到照看孩子的需要。否则会把那些为了照看孩子而不参加会议的母亲说成是不会照看孩子，这就需要双方进行协商来解决问题。

3．文化照顾改造／再建　指用于支持帮助文化照顾对象重新构建更有益于身心健康并令人满意的生活形态的专业行为和决策。例如某先生有高血压和高胆固醇血症，其饮食结构是喜吃油炸、多盐食品，尤其喜欢外面裹一层咸奶油粉的炸鸡，这对于病人的健康是不利的。但是护士可以指导病人健康饮食，逐渐改变其不良饮食结构，重建健康饮食结构。

（二）朝阳模式

雷宁格跨文化护理理论以朝阳模式为代表，指出护理的关键是提供以文化为基础的照顾和关怀，即文化照顾。首先关心、照顾是护理的核心，这是一个清楚、绝对、中心及整体的概念，这不仅是因为以文化为基础的护理对于个体经历健康、成长、生存甚至面对死亡时是非常重要的，而且文化照顾是用于了解、解释、说明，且能预知护理现象、同时指导护士制订计划及实施的最广泛、全面的方法。但是护士也要同时认识到每一种社会文化都有其特有的护理照顾知识和实践，所以专业的护理照顾与实践也要依据其文化背景不同而异。

朝阳模式是作为概念性整体研究来发展的，目的在于帮助研究者构建跨文化护理的理论层面，例如其他文化是如何对待生老病死，如何护理这类人群以及它还描述了如何在护理评估中应用这个模式。朝阳模式提出了一些影响护理实践的潜在因素，而这些影响因素主要与社会历史、文化、社会结构、世界观、环境等方面有关。朝阳模式提供了一个有用的框架来帮助护士了解病人的需求，在这个模式中，雷宁格还把宗教信仰、血缘关系、政治、经济、家庭社会关系等社会结构因素融入其中。

朝阳模式指导着护士全面地评估影响病人健康的因素。雷宁格认为评估的重点范围应是评估病人的世界观、环境背景和社会结构三个因素，在这三个领域中具体包括了以下几个方面内容：文化价值观、宗教、哲学或精神信念、经济因素、技术因素、教育因素、家庭与社会关系及政治法制因素。除去以上需要评估之外，护士还需要发现了解病人的对文化护理的感受，他们的期望、需求等。

雷宁格的朝阳模式，解释了其理论及概念之间的相互关系。模式分为四级：

第一级：是世界观和社会系统层——位于整个模式图的最顶层。在这一级中，可以用三种方法来讨论和研究文化照顾的本质、意义和属性，分别为：宏观法（外层），主要研究跨文化现象；中间法（中层），围绕某一特定文化的各种因素进行讨论；微观法（内层），研究处于社会文化环境中的个体。

第二级：提供了以文化为基础的照顾中特有的含义及其表达方式，以及不同健康系统中有关的个体、家庭和保健机构的信息。

第三级：描述了民间、专业和护理三个保健系统的特征。

第四级：包括了文化照顾保存／维持、文化照顾调整／协商和文化照顾改造／再建三种护理照顾决策和行为。在这一级中我们认为建立了与文化一致性的护理，这是非常有价值的。

（三）"跨文化护理理论"的特征

雷宁格跨文化护理理论的目的在于为个体、家庭、社区及社会人群的健康提供适合其文

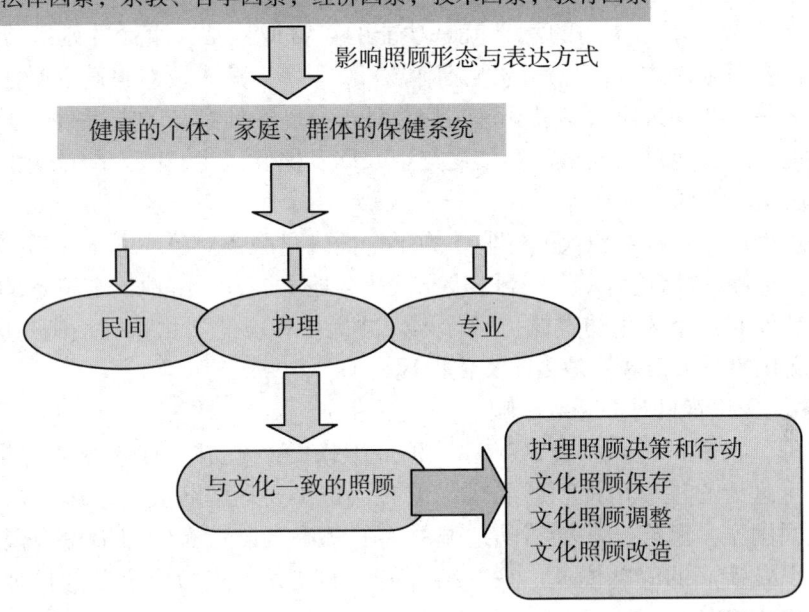

化的照顾。

1. 文化关怀是人类生存所必需的　文化的价值观来自于文化，价值观在相当长时间内指导处于该文化环境下的社会成员做出决策。关怀是人的一种天性，病人需要关心照顾，处于不同年龄段的健康人也需要关心照顾。关怀是护理的中心内容，而人又是有文化的生物，所以雷宁格认为文化关怀是护理的本质，是护士为病人提供合乎其文化背景的护理的基础。

2. 不同文化具有文化照顾的共性和差异　跨文化护理理论认为不同文化存在共性和差异，因而不同的社会文化有着不同的关怀模式。可能一种社会文化的关怀表达方式与另外一种文化有着天壤之别。所以护士在考虑到文化照顾共性时，更要注重文化照顾差异。后者主要是指对于个体、家庭、社区等实施的特有的、个性化的文化照顾模式。因此，为病人提供合乎其文化环境的关怀与照顾是护士的职责之一。

3. 文化关怀分为普通关怀和专业关怀　普通关怀是人类的一种天性，在我们的日常生活中随处可见；专业性关怀则是一种有目的、有计划的专业行为，能够满足特定照顾对象需求的一种行为。所以专业关怀与普通关怀有着不同的意义及表达方式。护理关怀就是一种专业关怀，具体体现在护患关系和护理实践中。护理关怀与其他职业关怀不同之处在于，护理关怀是以病人的健康为中心，从整体观念出发，为病人提供符合其文化需要的关怀。文化护理是有效地维持、促进健康和从疾病、残疾中康复的关键因素。为此，护士应具有跨文化护理照顾所需的知识和技能。

考点：跨文化模式的相关概念；朝阳模式。

第三节 多元文化与护理

一、多元文化背景对护理的影响

（一）多元文化护理的含义

在生物医学模式下，疾病的意义就是功能的正常或异常、生命的延续或终止。但在生物—心理—社会医学模式下，患病的意义则要广泛得多，病人要对自己忍受痛苦的意义进行理解：为什么是我？我为什么要忍受这一切？对自身境遇的意义的把握直接影响到病人的求医过程、心理状态、他对病人角色的接受与否，以及他和医生、家人、社会的互动方式，并最终影响到疾病的结局。

护理是护理病人、服务他人的专业。为了全面满足服务对象的需求，需要评估服务对象的宗教信仰、种族、性别、职业、经济状况、社会地位等，了解他们在特定的文化背景下产生的行为，从而制订个体化的整体护理计划，并提供相应的文化护理，满足服务对象生理、心理及社会文化的需求，这就是多元文化护理。

（二）多元文化背景对护理的影响

临床护理、家庭护理以及社区护理，护理工作的对象都是具有各种文化背景的人群。当人群出现生理、心理或精神问题寻求帮助时，护士要理解病人对健康、疾病的态度和价值观念。不同国家、民族，甚至不同地域的人们都有自己特有的习惯思维模式、语言和家庭生活模式以及疾病的应对模式，只有结合他们的文化模式做出全面的护理评估，才能提供个性化的整体护理。

1. **文化背景对疾病发生的影响**　社会文化中的价值观念、态度和生活方式，直接或间接地影响着某些疾病的发生。例如我国西北地区的人们以豪饮为荣，以酒交友、待客，劝酒不饮被认为是不礼貌的行为，所以嗜酒和慢性酒精中毒性精神障碍的发病率要高于其他地区。美国著名人类学家阿瑟·克雷曼认为抑郁是一种文化普遍性的疾病；即抑郁背后所存在的生理学改变在不同文化的人群之中都是一样的。不同文化中抑郁症的区别在于表现不同，对生活的意义不同，因此人们对它的应对方式也不同。我国是一个幅员辽阔的多民族国家，由于社会、历史、交通、自然条件等因素的制约，各地区经济、文化、科技、医药等发展水平不同，也使得社会文化因素对疾病的影响不尽相同。

2. **文化背景影响病人对疾病的反应**　身处不同文化背景的人对同一种疾病、病程发展的不同阶段反应不同。性别、教育程度、家庭支持及经济状况等社会文化因素会影响到病人对疾病的反应。

不同年龄、性别的人对疾病的反应不同，一般来说，儿童比成人更容易适应新的文化环境，女性比男性承受压力的能力更强。

教育程度的高低也会影响病人对疾病的反应。受教育程度高的人群患病后能够积极主动地寻求与疾病有关的信息，了解疾病的原因、临床表现、治疗措施以及护理，甚至可以参与到疾病的治疗中去。而受教育程度低的人认为治疗和护理是医务人员的事情，与己无关，采取一种被动的态度。

3. **文化背景影响病人的就医方式**　文化背景和就医方式有着密切的关系。在病人还没有求助于医生之前，病人对自身异常表现的认知是感性和非医学的，受到很多非理性的、民俗的甚至是神秘巫术的影响。病人深切地体会到疾病带给他的痛苦，以及患病给他的家庭和社会生活带来的不便；而且，病人此时对病态的认知并不是孤立的，他是在和他的家人、朋友一起，试图对异常状态进行探究。

4．多元文化背景对护理的影响　1965年多元文化被引入到护理学中，它从护理的角度观察和分析了不同民族对疾病、健康、信念及价值观等的异同性，提出了"朝阳模式"。这一理论的提出丰富了护理学基础理论，促进了其发展；赋予了护理教育、护理管理更为深远的文化内涵。在临床上，我们应正确评估病人的文化背景、性格特征、生活方式、宗教信仰等，进而制订出适合个体的护理计划。多元文化护理的核心是"以病人为中心"，应用到护理管理上来，要求护理管理者还应尊重每个护士的文化背景、价值观，帮助其增加对护理和职业道德规范的认识；使得管理与被管理者实现护理活动的统一，共同提高护理专业的价值取向和职业行为。护理教育作为护理行业的基石，已逐步将多元文化和多元文化护理教育融入护理教育中，以适应临床护理和护理管理的需要。

二、跨文化护理的实施

（一）评估病人的文化背景

在护理服务中，为了维护病人个人文化行为的自由，提供适合个体文化需要的服务，护理人员应正确评估病人的文化背景，了解与其健康相关的文化信息。

1．评估病人的基本资料　性别、年龄、职业、民族、文化程度、宗教信仰、经济状况、社会地位及居住环境等。

2．评估病人的文化特征　语言种类、教育背景、沟通方式、社会支持系统、日常活动方式及饮食习惯等。

3．评估病人的心理状态　性格内向或外向；对疾病的认知态度，角色转变有无不适应及孤独感的产生等。

（二）列举常见护理诊断

1．焦虑或恐惧：与环境改变、认知不同及知识缺乏有关。

2．沟通障碍：与环境语言与母语冲突有关。

3．社交障碍：与环境陌生、文化背景差异有关。

（三）制订护理计划

护士是帮助病人应对文化休克的重要成员，此时应根据病人的实际情况制订实施个性化的护理计划，帮助病人成功地度过文化休克。

1．制订护理计划应结合病人的文化背景，满足病人的文化需求。

（1）帮助病人尽快熟悉医院环境：护士在病人入院时，通过入院介绍使病人尽快熟悉医院、病区、病室的环境、设备、工作人员及医院的规章制度。

（2）安排合适的个人空间：不同文化背景的人们对空间的概念是不一致的，空间的概念与个人平时生活或工作习惯适应的空间大小有关，对于不同文化背景的病人，在病房的安置上应有所区别。

（3）获取病人对疾病的反应：护士在护理过程中，应随时了解病人的健康状态，以及病人对健康问题的表达方式。东方人强调人与人、人与自然的和谐。当人们无法表露心理问题时，往往选择把它压抑下来，以"否认"、"合理化"等心理防御机制来应对，或者拿身体的不适如头疼、胃口不好、胸闷等作为借口来寻求医疗帮助；如果进一步询问，大多数病人就会描述自己内心的困扰、人际关系的紧张和文化冲突。此时，护士不应该直接指出病人是心理问题而不是生理问题，否则会导致病人对心理疾病的否认。护士应在护理病人的时候与之建立起良好的护患关系，并明确病人的社会心理问题，制订相应的护理计划，与病人及其家属一起共同完成护理工作。

（4）建立符合文化现象的护患关系：护士在与病人建立关系时既要考虑到治疗的要求，同时也要适合跨文化现象。

护士需要考虑以下三点：①尽早建立良好的护患关系。在人际交往过程中，病人把周围的交往人群分成"自己人"和"外人"两类，并区别对待。对待"自己人"比较信任，可以畅谈心事，期待关心；但是对"外人"则保持距离，不够信赖。护理的关键在于能够与病人建立起有治疗性的护患关系，能尽早成为病人的"自己人"，取得病人的信赖与合作以利于护理计划的实施。②理解病人行为。病人因为受到传统文化观念的影响，对护士持有双重态度，即依赖和不依赖的复杂心理。一方面病人对护士具有权威性如要求其经验丰富，表现出很强的依赖性，并且期望护士替自己解决困难；而另一方面却不愿听从护士的意见和安排，同样的问题会同时要求医师或其他医务人员解决。这个时候护士应理解病人对待护士的态度和行为。③重视病人的心理体验。不同文化背景的人对同一问题有不同的理解模式，护士应充分认识并尊重这一点，不能因为病人的理解与护士不同就认为病人荒唐、可笑，甚至认为病人不可理喻而不理睬病人。

 知识链接

民俗小常识

满族和锡伯族禁食狗肉；蒙古族禁食牛肉；回族、塔吉克族等信仰伊斯兰教的民族，不吃猪肉，每年九月斋戒期间从黎明到日落期间禁止进食和饮水。南方人忌讳数字"4"与"死"谐音，不吉利；西方人忌讳13，所以在安排床位上应尽量避开病人所忌讳的数字。有些民族习俗认为某些手术术前不宜剃阴毛，而有的民族习俗在手术前要进行祈祷。穆斯林的尸体要进行特殊的沐浴。

2．制订护理计划应适应医院环境

个体因为疾病而住进了医院，离开了原来所熟悉的生活和工作环境而进入一个陌生的医院环境，会出现不同程度的文化休克。我国是个多民族国家，由于人们所处的社会文化背景不同，其生活方式、宗教信仰、道德观、价值取向也不尽相同。在健康服务系统里，护士是帮助病人减轻、克服文化休克的最重要成员，同时也是帮助病人尽快适应医院环境（物理环境和人文社会环境）的专业人员。因此，护士在护理病人时应满足不同文化背景下病人的文化需求、了解病人的健康—疾病的观念、信仰和行为方式，向病人提供多层次、多方位、高水平、有效的护理服务，以预防或减轻住院病人的文化休克，使其适应医院的环境。

（1）尊重病人的风俗习惯：我国幅员辽阔，民族众多，不同民族的饮食禁忌、民俗习惯存在很大的不同，在提供护理时，在病情观察、疼痛护理、临终护理、尸体护理及悲伤表达方式等方面要尊重病人及家属的风俗习惯，减少文化休克的产生，给病人提供高质量的护理。

（2）寻求支持系统：家人、亲戚和朋友是病人的一个重要支持系统，因此护士应了解病人的家庭结构、家庭功能，社会关系、家庭关系、教育方式等情况，利用家庭的力量来克服文化休克。

三、注意价值观念上的差异

在不同的社会文化背景下，产生不同的生活方式、信仰、价值观念，所以护士应注意不同文化背景病人的价值观念差异。例如，在中国传统道德观念上，中国人主张"百善孝为先"，对老年病人往往照顾得无微不至，为了尽孝，承担了所有的日常生活护理，却使老年人丧失了自我、自立，社会角色开始退化。作为护士应顺应老年病人和病人家属的道德观念，满足他们的自尊心和愿望。

总之，文化是一定历史、地域、社会、经济和政治的反映。不同民族、不同文化背景产生不同的行为规范。作为护士，要重视服务对象的文化背景、工作性质、宗教信仰、生活习惯等多元文化的因素，将护理工作与服务对象的文化背景密切结合，以满足不同病人的文化需要。

小结	本章着重介绍了文化和文化休克的相关内容，以及跨文化护理的概念，以雷宁格跨文化护理理论的朝阳模式为代表介绍了多元文化背景下的护理实践过程。多元文化护理的核心是"以病人为中心"，应用到临床护理上，我们应正确评估病人的文化背景、性格特征、生活方式、宗教信仰等，进而制订出适合个体的护理计划。

（马国平）

第十章　护理工作中的伦理与法律

> **学习目标**
> 1. 说出护理与伦理的相关概念及法律的概念。
> 2. 归纳护士与病人的权利与义务。
> 3. 知道护士条例、与护士执业注册相关的法律法规、医疗事故处理条例的内容。
> 4. 运用法律及伦理知识解释相关案例。

第一节　护理与伦理

> **案例**
> 某医院眼科医生为第二天的眼科移植手术做准备时,发现存储的眼角膜已经坏死,于是到太平间从一具刚刚病故的女尸上取下眼角膜,第二天这位医生成功地为眼部烧伤病人做了角膜移植手术,使这位病人恢复了视力,但那位死者家属在为其整理遗容时发现其眼部破损,于是报案索赔。
> **思考:** 请从伦理学和法律两个不同范畴分析该医生的行为是否得当。

随着现代医学技术的发展,人类控制疾病的能力日益增强,如克隆技术、人类干细胞移植、新生殖技术等,导致人类固有观念发生一定改变,这些改变会出现与传统伦理道德不相同的新的伦理关系和伦理问题。伦理学是研究道德的科学。而护理伦理学是研究职业道德的科学。

一、概述

1. **道德（morality）**　道德是一种社会意识形态,是一种人类社会所特有的,调整人与人之间、个人与社会集体之间、人与自然之间利益关系的行为准则和规范的总和。道德往往代表着社会的正面价值取向,起判断行为正当与否的作用。它由经济基础所决定,依靠人们的内心信念、传统习惯和社会舆论来维持。不同的时代、不同的阶级往往具有不同的道德观念。不同的文化中,所重视的道德元素及其优先性、所持的道德标准也常有所差异。

2. **职业道德（professional morality）**　职业道德是社会道德的一个重要组成部分,是人们在履行本职工作过程中所应遵循的行为准则和规范的总和。每一种职业道德只能约束从事该职业的人员,故又具鲜明的个性。各种职业的从业人员有各种不同的职业责任,不同的服务对象、不同的服务方式和手段。护理人员的职业道德是在维护病人利益基础上的行为规范的总和。

3. **伦理（ethics）**　"伦"是指人与人之间的关系;"理"是指道理或规则。伦理是指人与人以及人与自然的关系和处理这些关系的规则。是人们心目中认可的社会行为规范，是人与人相处的各种道德准则。

4．伦理学　伦理学又称道德学、道德哲学。以道德现象为研究对象，不仅包括道德意识现象而且包括道德活动现象以及道德规范现象等。是研究道德起源、本质、作用及发展规律的学科。

5．护理伦理学　是研究护理道德的学科，是运用一般伦理学原理解决和调整护理实践与护理科学发展中护士之间、护士与他人之间、护士与社会之间关系的应用伦理学，是护理学和伦理学相融合的交叉学科。

护士执业中的伦理原则

1．自主原则　自主原则是指自我选择、自主行动或依照个人意愿做自我的管理和决策。其含义是指尊重病人自己做决定的原则，是指医护人员在为病人提供医疗照护活动之前，应事先向病人说明医护活动的目的、益处以及可能的结果，然后征求病人的意见，由病人自己决定。自主原则中最能代表尊重病人自主的方式是"知情同意"，即病人或法定代理人在获得医护人员提供足够的信息以及完全了解的情况下，自主同意或应允接受某些检查、治疗、手术或实验。

2．不伤害原则　不伤害原则是指不给病人带来本来可以避免的肉体或精神上的痛苦、损伤、疾病甚至死亡。是"权衡利害"原则的运用，它要求医护人员对诊疗照护措施进行危险与利益分析以及伤害与利益分析。

3．公正原则　公正原则是指调节个人之间的利益关系。是指每个社会成员都有平等享受卫生资源合理或公平分配的权利，而且对卫生资源的使用和分配，也具有参与决定的权力。它包括两方面的内容：一是平等对待病人，二是合理分配医疗资源。

4．行善原则　行善原则是指医护人员对病人直接或间接履行仁慈、善良和有利的德行。

5．知情同意原则　知情同意是指服务对象在接受护理时，病人或家属有权知晓病情和治疗、护理过程，并在完全清楚、有能力判断的情况下知情同意。

考点：护士执业中的伦理原则。

二、护士的权利与义务

（一）护士的权利

1．享有获得物资报酬的权利　护士执业，有按照国家有关规定获取工资报酬、享受福利待遇、参加社会保险的权利。任何单位或者个人不得克扣护士工资，降低或者取消护士福利等待遇。

2．享有安全职业的权利　护士执业，有获得与其所从事的护理工作相适应的卫生防护、医疗保健服务的权利。从事直接接触有毒有害物质、有感染传染病危险工作的护士，有依照有关法律、行政法规的规定接受职业健康监护的权利；患职业病的，有依照有关法律、行政法规的规定获得赔偿的权利。

3．享有学习、培训的权利　护士有按照国家有关规定获得与本人业务能力和学术水平相应的专业技术职务、职称的权利；有参加专业培训、从事学术研究和交流、参加行业协会和专业学术团体的权利。

4. 享有获得履行职责的权利　护士有获得疾病诊疗、护理相关信息的权利和其他与履行护理职责相关的权利，可以对医疗卫生机构和卫生主管部门的工作提出意见和建议。

5. 享有获得表彰、奖励的权利

6. 享有人格尊严和人身安全不受侵犯的权利

（二）护士的义务

1. 依法进行临床护理工作的义务　护士执业，应当遵守法律、法规、规章和诊疗技术规范的规定。

2. 紧急救治病人的义务　护士在执业活动中，发现病人病情危急，应当立即通知医师；在紧急情况下为抢救垂危病人生命，应当先行实施必要的紧急救护。

3. 正确查对、执行医嘱的任务　护士发现医嘱违反法律、法规、规章或者诊疗技术规范规定的，应当及时向开具医嘱的医师提出；必要时，应当向该医师所在科室的负责人或者医疗卫生机构负责医疗服务管理的人员报告。

4. 保护病人隐私的义务　护士应当尊重、关心、爱护病人，保护病人的隐私。

5. 积极参加公共卫生应急事件救护的义务　护士有义务参与公共卫生和疾病预防控制工作。发生自然灾害、公共卫生事件等严重威胁公众生命健康的突发事件时，护士应当服从县级以上人民政府卫生主管部门或者所在医疗卫生机构的安排，参加医疗救护。

三、病人的权利与义务

（一）病人的权利

1. 平等医疗的权利　人类生存的权利是平等的，因而医疗保健享有权也是平等的。当人的生命受到病痛折磨时，每个人都享有解除痛苦、获得平等医疗救治的权利，都有权获得必要的、合理的、最基本的诊疗和护理。任何医疗机构或个人不得以各种理由推脱或阻碍病人平等医疗权利的实现，即使是战俘、罪犯、精神病人、智障病人等也不例外。因此，不论病人的身份、地位、职业、经济状况、教育水平等状况如何，护士均应提供一视同仁的护理。

2. 自主选择的权利　是指有行为能力的病人（婴幼儿、精神病人、休克、昏迷病人、智障病人等除外）就有关诊疗护理方案做出决定的权利，并对自己的行为负责。病人有权根据医疗条件、自身的经济状况等自由选择医疗机构、医护人员、检查项目、诊疗护理方案等。护士应力求全面细致地介绍治疗护理方案，帮助病人在全面了解的基础上做出正确的判断和选择。除此之外，如果护士开展与病人治疗护理相关的研究时，病人应被告知详情并有权拒绝参加护理研究计划。

3. 知情同意的权利　指病人在医疗卫生服务中，享有知晓病情、诊断、治疗护理方案、预后和医疗费用等情况，并自主选择诊疗护理方案的权利。知情同意权包括知情权和同意权。知情权是指医护人员向病人提供疾病诊断、治疗方案、预后、诊疗费用等方面信息的权利。同意权是指在充分知情的基础上，病人对检查、治疗、护理做出自愿、自主的决定。知情是同意的前提，病人在做出决定前，护士应向病人提供尽可能多的信息，让病人尽量了解有关方面的知识，从而做出理智的、符合实际的决定；同意是知情的目的，病人在知情后必须做出同意或不同意的决定。

4. 隐私保密的权利　医护人员提供的是一种与病人生命健康密切相关的医疗服务，这就决定了在诊疗过程中医护人员不可避免地会接触到病人的隐私，如既往史、婚育史、生理缺陷等。病人有权利要求护士对其隐私进行保密,如果护士对病人的隐私进行披露、宣扬、威胁或者将病人的隐私用于治疗、科研范围以外的不正当目的,则侵犯了病人的隐私权。但是,在下列情况下护士可向获得授权的人提供病人的个人资料:①病人签署知情同意书;②病人患有传染性疾病,会威胁他人和社会的健康;③病人的资料仅用于教学和科研,但不会公开病人的姓名;④法律诉讼需要病人资料时。

知识链接

隐私权是指公民享有的私人生活安宁与私人信息依法受到保护,不被他人非法侵扰、知悉、搜集、利用和公开的一种人格权。关于病人的隐私权,在《侵权责任法》上已经有了明确的规定。患病是病人的个人隐私,医疗机构和医务人员有义务予以保密。《侵权责任法》第六十二条规定:医疗机构及其医务人员应当对病人的隐私保密。泄漏病人隐私或者未经病人同意公开其病例资料,造成病人损害的,应当承担侵权责任。

5. **医疗监督的权利** 病人作为医疗卫生服务的利用者,有权对医院规章制度的执行情况、医疗护理行为、医护人员的职业道德、收费标准、后勤等方面进行监督,对各种妨碍病人权利实现以及对病人带来危害的医疗护理行为有权提出批评与指责,并有权要求医护人员改正。护士要自觉地接受病人的监督,对病人的合理意见和建议要及时地采纳并给予反馈,切忌对病人的监督进行刁难,更不可对病人进行打击报复。

6. **医疗诉讼的权利** 因医护人员违反部门规章制度、诊疗护理规范、常规等构成医疗事故,造成病人死亡、组织器官损伤导致功能障碍或使病人病情加重等,病人及家属可向卫生行政部门或法院提出诉讼,追究医疗卫生机构和医护人员的法律责任并获取赔偿。

7. **免除社会责任的权利** 疾病使个体正常的生理、心理和社会功能受到不同程度的影响,使病人承担正常社会责任和义务的能力减弱,因此,病人有权根据疾病的性质、严重程度要求暂时、长期或永久免除全部或部分的社会责任和义务,并享有休息和享受有关社会福利的权利。社会责任免除的程度以卫生行政部门指定的医疗卫生机构出具的诊断和鉴定证明为准。

8. **被照顾与被探视的权利** 被照顾权是指病人在治疗护理过程中享有被护士、家属、亲戚朋友等照顾的权利。人生病了以后,由于疾病的影响,生活自理能力下降,需要家属和护士给予不同程度的照顾,以满足病人生理、心理和社会方面的需要。被探视权是指病人在住院期间,其家属、亲戚朋友、同事等有探视病人的权利。探视对病人来说是一种重要的心理安慰,也能有效地满足病人被爱与归属的需要。因此,医院在保证正常的诊疗护理秩序的基础上,要创造条件,方便病人家属、亲戚朋友、同事等探视病人。

(二)病人的义务

1. **尊重医护人员的义务** 医护人员担负着防病治病、救死扶伤的重大责任,他们要不断地学习诊治疾病、护理病人的专业知识和技能,并为病人的治疗和康复,不辞辛劳,长期超负荷地工作。同时医疗行业是个风险性极高的行业,医护人员承受着巨大的心理压力。因此,医护人员理应受到病人和社会的尊重。病人在住院期间,应尊重医护人员的人格和尊严,不得以任何借口要挟医护人员,妨碍正常的医疗执行,更不能无礼咒骂、侮辱和殴打医护人员。遇到医疗事故,病人及家属应冷静、理智地通过法律途径加以解决。

2. 配合医护人员的义务　疾病的治疗效果一方面取决于医生的正确诊断、治疗和护士的精心护理，另一方面也取决于病人及家属的密切配合。为了取得理想的治疗效果，病人及家属应密切配合医护人员的检查、治疗和护理计划，做到：①实事求是地向医护人员报告自己的病史(现病史、既往史、家族史、过敏史)、用药情况以及个人心理、社会方面的状况，从而为医护人员明确诊断，制订检查、治疗和护理计划提供依据；②遵从医护人员的指导，严格按照医护人员的要求用药、休息、活动和饮食等。如心肌梗死的病人急性期应严格卧床休息，禁止下床活动，以免加重心肌缺血缺氧；常规手术前的病人应按要求禁食、禁饮等；③传染病病人或疑似传染病病人应当遵守有关住院制度和隔离制度，自觉接受隔离，以免造成传染源扩散，危害他人和社会的健康。

3. 增进个人健康的义务　人患病了以后，不仅身心遭受巨大的痛苦，同时也失去了承担正常社会角色的能力，这对个人、家庭和社会来说都是一种巨大的负担和损失。因此，每个病人都应积极配合治疗，恢复和增进个人健康，争取早日重返社会。同时人类疾病谱发生了显著性的变化，目前威胁人类健康的主要是慢性非传染性疾病，如高血压、冠心病、糖尿病等，这些疾病除了通过药物治疗以外，还需要病人选择合理的生活方式，养成良好的生活习惯，恢复和保持健康。

4. 缴纳医疗费用的义务　医疗费用直接关系到医疗卫生机构的正常运转，病人在接受治疗的过程中应按时足额地缴纳医疗费用，这既是对医护人员辛勤劳动的尊重，又能使其他病人的救治得以顺利进行。同时医疗卫生服务不同于一般的商品买卖，它不以治疗是否有效和成功作为收取费用的依据，只要医护人员没有违反诊疗护理规范、常规，无论效果是否明显，病人都有责任按时按数缴纳医疗费用，决不能把经济负担转嫁给医院。当前大部分医院实行的是先交费，后治疗，但要特别强调的是，如果是急诊、危重病人，医护人员要本着人道主义的精神，对病人实行先救治，后收费。

5. 遵守医院规章制度的义务　医院是救死扶伤、治病救人的公共场所，为了维护医院正常的医疗秩序，保障医疗和护理质量，医院各相关部门制订了一系列规章制度，如出入院制度、探视制度、陪护制度、病房管理制度、作息制度、转诊制度等。病人及家属应积极遵守这些规章制度，确保救治工作顺利进行。病人入院后，护士应通过多种形式将医院的规章制度向病人及家属介绍或公示，病人及家属在知晓的基础上应积极主动地遵守。

6. 支持医学教育和科研的义务　医学科学的发展和进步，离不开医学教育的支撑。医学教育包括理论和实践教学，其中实践教学是医学教育中非常重要的组成部分，如果没有病人的理解和配合，医学实践性教学很难取得理想的效果。同时医护人员为了提高医学科学水平需要对一些疑难杂症、罕见疾病进行研究，以探求预防和治疗护理的有效办法，这些都离不开病人的积极参与和配合。当然，病人支持医学教育和科研的义务并不具有法律强制性，更多的是一种道德上的义务，医护人员事先一定要取得病人同意，并不能强制病人履行该义务。病人在配合医学教学和科研活动时，涉及病人隐私的、医护人员应予以保护。

> **考点**：病人的权利和义务

第二节　护理工作中的法律法规

法律是由国家立法机关制定的规范人们行为的准则，具有严肃性、公正性及强制性和不可取代性。随着我国法制的逐步健全，人们的法制观念日益增强。

一、概述

（一）法律的概念

法律（law）是国家制定或认可的，由国家强制力保证实施的，以规定当事人权利和义务为内容的具有普遍约束力的社会规范。广义的法律：是指法的整体，包括法律、有法律效力的解释及行政机关为执行法律而制定的规范性文件。狭义的法律：专指拥有立法权的国家权力机关依照立法程序制定的规范性文件。

（二）法律的基本特征

1．法律是由国家制定或认可的　国家制定法律，是指由一定的国家机关，按照特定的程序制定出新的规范；国家认可法律，是指国家通过一定的形式，赋予某些原来就已经存在的社会规范以法律效力，使之成为国家法律。

2．法律是由国家强力保证实施的　在各种社会规范中法律是最强有力的，因为它是以强大的国家力量作为后盾的。国家制定法律，还要用强制力保证它的实施，这种强制力必须是严厉的有效的。

3．法律具有普遍性的约束力　法律作为一种社会规范，具有普遍效力。所谓普遍效力，是指法律一旦制定，其效力范围内的所有个人、机关、团体都应当普遍地、平等地遵守，在国家权力范围内法律对全体社会成员都具有普遍约束力，法律面前人人平等。

（三）法律的分类

1．国内法和国际法　从法律制定的主体和不同的适用范围划分，法律可分为国内法和国际法。国内法是由本国制定或认可，并在本国主权所及领域范围内适用。国际法是在不同国家之间协议或认可的基础上产生，以参加协议国家为适用主体，并规定国家之间、双边或多边关系的法律。

2．宪法性法律和普通法　宪法性法律是规定国家的政治、经济制度等，具有最高的法律效力的纲领性文件。普通法律对某一方面的社会关系起调节作用，由有立法权的机关按普通立法程序制定和颁布，如民法、刑法、行政法等。

3．实体法和程序法　按照法律规定的内容不同而进行划分。实体法是规定公民的权利和义务的法律，如民法、刑法、婚姻法等。程序法是规定实现实体法的诉讼程序或手续的法律，如民事诉讼法、刑事诉讼法等。

4．一般法和特别法　是按法律效力范围的不同来进行划分的。一般法适用于全国范围内对全国公民都有效的法，如民法、刑法等。特别法适用于特定地区的法，如经济法、劳动法、教育法和卫生法等。

（四）卫生法的概念

卫生法是由国家制定或认可由国家强制力保证实施，是调整在卫生活动过程中所发生的社会关系的法律规范的总称。包括以下两层含义：

1．卫生法调整的对象是卫生社会关系　卫生社会关系是多种多样的，但从法律性质上分主要有两类，一类是卫生行政关系，另一类是卫生民事关系。卫生行政关系是指经卫生法确认，具有行政意义上的权利义务内容的关系；卫生民事关系经卫生法确认，具有民事意义上的权利义务内容的关系。

2．卫生法是法律规范的总和　卫生法分成两部分，一部分是在专门制定的卫生法律、行政法规和规章中，另一部分散在于其他方面的法律、行政法规、规章中。

（五）卫生法的特征

1．卫生法是行政法律规范和民事法律规范相结合的法律　卫生法以调整卫生社会关系为主要内容，卫生社会关系既存在于卫生机构、卫生人员与卫生行政部门之间，也存在于卫生机构内部管理层与卫生人员之间；既存在于卫生行政部门与企事业单位、社会团体与公民之间，也存在于卫生机构、卫生人员与病人之间。

2．卫生法是在医学发展演变基础上逐步形成的专门法律　卫生法是法律的一个分支，又与医学密切相关，是法学与医学相结合的产物。

3．卫生法是强制性规范与任意性规范相结合的法律　卫生法中的规定，既有强制性的，也有非强制性的，但以强制性为主。

4．卫生法是具有一定国际性的国内法　卫生法虽然在本质上属于国内法，但由于卫生本身是共性的，任何一个国家都不可能置身于世界之外，因此各国卫生法在保留其个性的同时，都注意吸收各国通行的卫生规则。

（六）卫生法律责任

卫生法律责任是指卫生法主体由于违法行为（违约行为）或者由于法律规定而应承担的某种不利后果。卫生法律责任分为：行政责任、民事责任和刑事责任。

二、护理立法

护理法是由国家规定或认可，关于护理人员的资格、权利、责任和行为规范的法律法规，是以法律的形式对护理人员在教育培训和服务实践等方面所涉及的问题予以规定。

（一）护理立法的意义

1．促进护理管理法制化，提高护理质量。

2．促进护理教育及护理学科发展。

3．维护服务对象和护士的正当权益。

4．保证护理人员良好的道德行为。

（二）护理人员的法律责任

1．护士的法律责任

（1）正确处理及执行医嘱：①仔细核查无误后及时准确地执行；②不可随意篡改或无故不执行医嘱，如发现医嘱有明显的错误，有权拒绝，并向医生提出质疑或申辩；③当病人对医嘱提出疑问时，护士应核实其准确性；④病人病情发生变化时应及时通知医生，与医生协商是否暂停医嘱；⑤慎重对待口头医嘱。一般不执行口头医嘱，必要时应将医嘱内容向医生重复一遍，双方确认无误后方可执行。完成后应及时补记书面医嘱。

（2）准确实施临床护理记录：护理记录作为医疗文件的组成部分，具有重要的法律意义。各种护理记录的书写应该工整、清晰、准确无误。

（3）麻醉药品及其他药品的妥善管理：麻醉药品主要指鸦片、哌替啶、吗啡等。这类药物由专人负责保管，护士只能凭医嘱领取及使用这些药物。

2．护生的法律责任　从法律角度讲，护生只能在执业护士的督导下，严格按照护理操作规则对病人实施护理。若脱离专业护士或教师的监督指导，擅自行事并损害了病人的利益，护生应对自己的行为负法律责任。

（三）护理工作中的违法种类

1. 民事违法　民事违法是指护理人员违反卫生法律规范，侵害了公民、法人和其他组织的合法权益，应当承担相应的法律责任的行为。常见的护理工作中民事违法行为有侵权行为和违约行为。侵权行为是指对他人人身权利、财产权利等不应有的侵犯。例如，在护理工作中护士了解到病人的隐私，若护士将隐私内容随意谈论，这就侵犯了病人的隐私权。违约行为是根据医疗服务合同的约定，没有完全正确地履行合同约定的义务所应承担法律责任的行为。如违反医疗服务合同造成病人权利受到损害。

2. 刑事违法　刑事违法也称犯罪，是指行为人触犯刑事法律依法应受到刑法处罚的行为。刑事违法具有较强的社会危害性，根据行为人的主观目的不同，分为故意犯罪和过失犯罪。与护理人员工作有关的犯罪行为以后者居多。过失犯罪是行为人因一时粗心或遗忘而造成客观上的过失行为。常见于护理人员在工作中不专心细致而发生。

3. 行政违法　行政违法是指护理人员违反医疗行政管理法规，依法应该追究行政责任的行为，包括行政处罚和行政处分两种形式。

三、护士条例

2008年1月23日，国务院第206次常务会议通过了《护士条例》，条例自2008年5月12日起施行。条例共6章35条。条例的制定旨在维护护士的合法权益，规范护理行为，促进护理事业发展，保障医疗安全和人体健康。（详见附录一）

考点：护士执业注册及变更

四、医疗事故处理法律制度

随着我国法制化建设的推进，国务院和卫生部相继分别颁布了的新的《医疗事故处理条例》和《医疗事故分级标准》（试行），对我国医疗事故的认定标准、有效预防和正确处理做出了明确的规定。以保护病人和医疗机构以及医护人员的合法权益，维护医疗秩序，保障医疗安全，促进医学科学发展。

（一）医疗事故的概念

医疗事故（medical accidents）是指医疗机构及其医务人员在医疗活动中，违反医疗卫生管理法律、行政法规、部门规章和诊疗护理规范、常规，过失造成病人人身损害的事故。

（二）医疗事故的分级

根据对病人人身造成的损害程度，医疗事故分为四级：

一级医疗事故：造成病人死亡、重度残疾的。
二级医疗事故：造成病人中度残疾、器官组织损伤导致严重功能障碍的。
三级医疗事故：造成病人轻度残疾、器官组织损伤导致一般功能障碍的。
四级医疗事故：造成病人明显人身损害的其他后果的。

考点：医疗事故的分级

（三）不属于医疗事故的情形

有下列情形之一的，不属于医疗事故：
（1）在紧急情况下为抢救垂危病人生命而采取紧急医学措施造成不良后果的。
（2）在医疗活动中由于病人病情异常或者病人体质特殊而发生医疗意外的。

(3) 在现有医学科学技术条件下，发生无法预料或者不能防范的不良后果的。

(4) 无过错输血感染造成不良后果的。

(5) 因患方原因延误诊疗导致不良后果的。

(6) 因不可抗力造成不良后果的。

(四) 医疗事故的预防

1．医疗机构及其医务人员在医疗活动中，必须严格遵守医疗卫生法律、行政法规、部门规章和诊疗护理规范、常规，恪守医疗服务职业道德。

2．医疗机构应当经常对其医务人员进行医疗卫生法律、行政法规、部门规章和诊疗护理规范、常规的培训和医疗服务职业道德教育。

3．医疗机构应当设置医疗服务质量监督部门或配备专职人员，监督医务人员的医疗服务工作，检查医务人员执业情况，接受病人投诉，预防医疗事故发生。

4．医疗机构应当制订防范、处理医疗事故的预案，预防医疗事故的发生，减轻医疗事故的损害程度。

5．在医疗活动中，医疗机构及其医务人员应当将病人的病情、医疗措施、医疗风险等如实告知病人，及时解答其咨询，但应避免对病人产生不利影响。

知识链接

医疗事故技术鉴定委员会由有临床经验、有权威、作风正派的主治医师、主管护师以上医务人员和卫生行政管理干部若干人组成。省、自治区、直辖市级鉴定委员会可以吸收法医参加。鉴定委员会人选，由卫生行政部门提名，报请同级人民政府批准。鉴定委员会负责本地区医疗单位的医疗事故的技术鉴定工作。省、自治区、直辖市级鉴定委员会的鉴定为最终鉴定。它的鉴定为处理医疗事故的依据。

(五) 医疗事故的处理

卫生行政部门接到医疗机构关于重大医疗过失行为的报告后，除责令医疗机构及时采取必要的医疗救治措施、防止损害后果扩大外，应当组织调查、判定是否属于医疗事故；对不能判定是否属于医疗事故的，应当依照本条例的有关规定交由负责医疗事故技术鉴定工作的医学会组织鉴定。

发生医疗事故争议，当事人申请卫生行政部门处理的，应当提出书面申请。申请书应当载明申请人的基本情况、有关事实、具体请求及理由等。当事人自知道或者应当知道其身体健康受到损害之日起1年内，可以向卫生行政部门提出医疗事故争议处理申请。当事人申请卫生行政部门处理的，由医疗机构所在地的县级人民政府卫生行政部门受理。医疗机构所在地是直辖市的，由医疗机构所在地的区、县人民政府卫生行政部门受理。

有下列情形之一的，县级人民政府卫生行政部门应当自接到医疗机构的报告或者当事人提出医疗事故争议处理申请之日起7日内移送上一级人民政府卫生行政部门处理：①病人死亡；②可能为二级以上的医疗事故；③国务院卫生行政部门和省、自治区、直辖市人民政府卫生行政部门规定的其他情形。

卫生行政部门应当自收到医疗事故争议处理申请之日起10日内进行审查，作出是否受理的决定。对符合本条例规定，予以受理，需要进行医疗事故技术鉴定的，应当自作出受理决定之日起 5 日内将有关材料交由负责医疗事故技术鉴定工作的医学会组织鉴定并书面通知申请人；对不符合本条例规定，不予受理的，应当书面通知申请人并说明理由。当事人对首次医疗事故技术鉴定结论有异议，申请再次鉴定的，卫生行政部门应当自收到申请之日起 7 日内交由省、自治区、直辖市地方医学会组织再次鉴定。

小结	护理伦理原则是护士执业过程中调整护理人员与病人、护理人员之间、与其他医务人员之间、与社会之间关系的指导原则。具体原则包括自主原则、不伤害原则、公正原则、行善原则和知情同意原则。 护士在医疗实践过程中，在保证病人的合法权利不受损害、认真履行护士义务的同时也要维护自身的合法权利。 与护理相关的法律法规是护士执业过程中必须遵守的法律规则，护士在护理活动中应加强法制观念严格遵守医疗卫生法律、行政法规、部门规章和诊疗护理规范、常规，恪守医疗服务职业道德，预防医疗及护理事故的发生，避免法律纠纷，提高护理质量。

（张凤萍）

附录一　护士条例

第一章　总　则

第一条　为了维护护士的合法权益,规范护理行为,促进护理事业发展,保障医疗安全和人体健康,制定本条例。

第二条　本条例所称护士,是指经执业注册取得护士执业证书,依照本条例规定从事护理活动,履行保护生命、减轻痛苦、增进健康职责的卫生技术人员。

第三条　护士人格尊严、人身安全不受侵犯。护士依法履行职责,受法律保护。

全社会应当尊重护士。

第四条　国务院有关部门、县级以上地方人民政府及其有关部门以及乡(镇)人民政府应当采取措施,改善护士的工作条件,保障护士待遇,加强护士队伍建设,促进护理事业健康发展。

国务院有关部门和县级以上地方人民政府应当采取措施,鼓励护士到农村、基层医疗卫生机构工作。

第五条　国务院卫生主管部门负责全国的护士监督管理工作。

县级以上地方人民政府卫生主管部门负责本行政区域的护士监督管理工作。

第六条　国务院有关部门对在护理工作中做出杰出贡献的护士,应当授予全国卫生系统先进工作者荣誉称号或者颁发白求恩奖章,受到表彰、奖励的护士享受省部级劳动模范、先进工作者待遇;对长期从事护理工作的护士应当颁发荣誉证书。具体办法由国务院有关部门制定。

县级以上地方人民政府及其有关部门对本行政区域内做出突出贡献的护士,按照省、自治区、直辖市人民政府的有关规定给予表彰、奖励。

第二章　执业注册

第七条　护士执业,应当经执业注册取得护士执业证书。

申请护士执业注册,应当具备下列条件:

(一)具有完全民事行为能力;

(二)在中等职业学校、高等学校完成国务院教育主管部门和国务院卫生主管部门规定的普通全日制3年以上的护理、助产专业课程学习,包括在教学、综合医院完成8个月以上护理临床实习,并取得相应学历证书;

(三)通过国务院卫生主管部门组织的护士执业资格考试;

(四)符合国务院卫生主管部门规定的健康标准。

护士执业注册申请，应当自通过护士执业资格考试之日起3年内提出；逾期提出申请的，除应当具备前款第（一）项、第（二）项和第（四）项规定条件外，还应当在符合国务院卫生主管部门规定条件的医疗卫生机构接受3个月临床护理培训并考核合格。

护士执业资格考试办法由国务院卫生主管部门会同国务院人事部门制定。

第八条　申请护士执业注册的，应当向拟执业地省、自治区、直辖市人民政府卫生主管部门提出申请。收到申请的卫生主管部门应当自收到申请之日起20个工作日内做出决定，对具备本条例规定条件的，准予注册，并发给护士执业证书；对不具备本条例规定条件的，不予注册，并书面说明理由。

护士执业注册有效期为5年。

第九条　护士在其执业注册有效期内变更执业地点的，应当向拟执业地省、自治区、直辖市人民政府卫生主管部门报告。收到报告的卫生主管部门应当自收到报告之日起7个工作日内为其办理变更手续。护士跨省、自治区、直辖市变更执业地点的，收到报告的卫生主管部门还应当向其原执业地省、自治区、直辖市人民政府卫生主管部门通报。

第十条　护士执业注册有效期届满需要继续执业的，应当在护士执业注册有效期届满前30日向执业地省、自治区、直辖市人民政府卫生主管部门申请延续注册。收到申请的卫生主管部门对具备本条例规定条件的，准予延续，延续执业注册有效期为5年；对不具备本条例规定条件的，不予延续，并书面说明理由。

护士有行政许可法规定的应当予以注销执业注册情形的，原注册部门应当依照行政许可法的规定注销其执业注册。

第十一条　县级以上地方人民政府卫生主管部门应当建立本行政区域的护士执业良好记录和不良记录，并将该记录记入护士执业信息系统。

护士执业良好记录包括护士受到的表彰、奖励以及完成政府指令性任务的情况等内容。护士执业不良记录包括护士因违反本条例以及其他卫生管理法律、法规、规章或者诊疗技术规范的规定受到行政处罚、处分的情况等内容。

第三章　权利和义务

第十二条　护士执业，有按照国家有关规定获取工资报酬、享受福利待遇、参加社会保险的权利。任何单位或者个人不得克扣护士工资，降低或者取消护士福利等待遇。

第十三条　护士执业，有获得与其所从事的护理工作相适应的卫生防护、医疗保健服务的权利。从事直接接触有毒有害物质、有感染传染病危险工作的护士，有依照有关法律、行政法规的规定接受职业健康监护的权利；患职业病的，有依照有关法律、行政法规的规定获得赔偿的权利。

第十四条　护士有按照国家有关规定获得与本人业务能力和学术水平相应的专业技术职务、职称的权利；有参加专业培训、从事学术研究和交流、参加行业协会和专业学术团体的权利。

第十五条　护士有获得疾病诊疗、护理相关信息的权利和其他与履行护理职责相关的权利，可以对医疗卫生机构和卫生主管部门的工作提出意见和建议。

第十六条　护士执业，应当遵守法律、法规、规章和诊疗技术规范的规定。

第十七条　护士在执业活动中，发现病人病情危急，应当立即通知医师；在紧急情况下为抢救垂危病人生命，应当先行实施必要的紧急救护。

护士发现医嘱违反法律、法规、规章或者诊疗技术规范规定的，应当及时向开具医嘱的医师提出；必要时，应当向该医师所在科室的负责人或者医疗卫生机构负责医疗服务管理的人员报告。

第十八条　护士应当尊重、关心、爱护病人，保护病人的隐私。

第十九条　护士有义务参与公共卫生和疾病预防控制工作。发生自然灾害、公共卫生事件等严重威胁公众生命健康的突发事件，护士应当服从县级以上人民政府卫生主管部门或者所在医疗卫生机构的安排，参加医疗救护。

第四章　医疗卫生机构的职责

第二十条　医疗卫生机构配备护士的数量不得低于国务院卫生主管部门规定的护士配备标准。

第二十一条　医疗卫生机构不得允许下列人员在本机构从事诊疗技术规范规定的护理活动：

（一）未取得护士执业证书的人员；

（二）未依照本条例第九条的规定办理执业地点变更手续的护士；

（三）护士执业注册有效期届满未延续执业注册的护士。

在教学、综合医院进行护理临床实习的人员应当在护士指导下开展有关工作。

第二十二条　医疗卫生机构应当为护士提供卫生防护用品，并采取有效的卫生防护措施和医疗保健措施。

第二十三条　医疗卫生机构应当执行国家有关工资、福利待遇等规定，按照国家有关规定为在本机构从事护理工作的护士足额缴纳社会保险费用，保障护士的合法权益。

对在艰苦边远地区工作，或者从事直接接触有毒有害物质、有感染传染病危险工作的护士，所在医疗卫生机构应当按照国家有关规定给予津贴。

第二十四条　医疗卫生机构应当制定、实施本机构护士在职培训计划，并保证护士接受培训。

护士培训应当注重新知识、新技术的应用；根据临床专科护理发展和专科护理岗位的需要，开展对护士的专科护理培训。

第二十五条　医疗卫生机构应当按照国务院卫生主管部门的规定，设置专门机构或者配备专（兼）职人员负责护理管理工作。

第二十六条　医疗卫生机构应当建立护士岗位责任制并进行监督检查。

护士因不履行职责或者违反职业道德受到投诉的，其所在医疗卫生机构应当进行调查。经查证属实的，医疗卫生机构应当对护士做出处理，并将调查处理情况告知投诉人。

第五章　法律责任

第二十七条　卫生主管部门的工作人员未依照本条例规定履行职责，在护士监督管理工作中滥用职权、徇私舞弊，或者有其他失职、渎职行为的，依法给予处分；构成犯罪的，依法追究刑事责任。

第二十八条　医疗卫生机构有下列情形之一的，由县级以上地方人民政府卫生主管部门依据职责分工责令限期改正，给予警告；逾期不改正的，根据国务院卫生主管部门规定的护士配备标准和在医疗卫生机构合法执业的护士数量核减其诊疗科目，或者暂停其6个月以上1年以下执业活动；国家举办的医疗卫生机构有下列情形之一、情节严重的，还应当对负有责任的主管人员和其他直接责任人员依法给予处分：

（一）违反本条例规定，护士的配备数量低于国务院卫生主管部门规定的护士配备标准的；

（二）允许未取得护士执业证书的人员或者允许未依照本条例规定办理执业地点变更手续、延续执业注册有效期的护士在本机构从事诊疗技术规范规定的护理活动的。

第二十九条　医疗卫生机构有下列情形之一的，依照有关法律、行政法规的规定给予处罚；国家举办的医疗卫生机构有下列情形之一、情节严重的，还应当对负有责任的主管人员和其他直接责任人员依法给予处分：

（一）未执行国家有关工资、福利待遇等规定的；

（二）对在本机构从事护理工作的护士，未按照国家有关规定足额缴纳社会保险费用的；

（三）未为护士提供卫生防护用品，或者未采取有效的卫生防护措施、医疗保健措施的；

（四）对在艰苦边远地区工作，或者从事直接接触有毒有害物质、有感染传染病危险工作的护士，未按照国家有关规定给予津贴的。

第三十条　医疗卫生机构有下列情形之一的，由县级以上地方人民政府卫生主管部门依据职责分工责令限期改正，给予警告：

（一）未制定、实施本机构护士在职培训计划或者未保证护士接受培训的；

（二）未依照本条例规定履行护士管理职责的。

第三十一条　护士在执业活动中有下列情形之一的，由县级以上地方人民政府卫生主管部门依据职责分工责令改正，给予警告；情节严重的，暂停其6个月以上1年以下执业活动，直至由原发证部门吊销其护士执业证书：

（一）发现病人病情危急未立即通知医师的；

（二）发现医嘱违反法律、法规、规章或者诊疗技术规范的规定，未依照本条例第十七条的规定提出或者报告的；

（三）泄露病人隐私的；

（四）发生自然灾害、公共卫生事件等严重威胁公众生命健康的突发事件，不服从安排参加医疗救护的。

护士在执业活动中造成医疗事故的，依照医疗事故处理的有关规定承担法律责任。

第三十二条　护士被吊销执业证书的，自执业证书被吊销之日起2年内不得申请执业注册。

第三十三条　扰乱医疗秩序，阻碍护士依法开展执业活动，侮辱、威胁、殴打护士，或者有其他侵犯护士合法权益行为的，由公安机关依照治安管理处罚法的规定给予处罚；构成犯罪的，依法追究刑事责任。

第六章　附　则

第三十四条　本条例施行前按照国家有关规定已经取得护士执业证书或者护理专业技

术职称、从事护理活动的人员，经执业地省、自治区、直辖市人民政府卫生主管部门审核合格，换领护士执业证书。

本条例施行前，尚未达到护士配备标准的医疗卫生机构，应当按照国务院卫生主管部门规定的实施步骤，自本条例施行之日起3年内达到护士配备标准。

第三十五条　本条例自2008年5月12日起施行。

附录二 《护理学导论》教学大纲

一、课程的类别、性质、目的与任务

类别：专业基础课

性质：必修课

目的与任务：护理学导论是护理专业学生的入门课程，旨在通过介绍护理学的基本性质、基本概念、基本理论、护理工作的基本方法、基本技能、护理专业所涉及的伦理、法律问题等，使学生认识护理学和护理专业，为学生深入学习其他专业课程打下坚实基础。

教学基本原则：以必需和够用为度，以掌握基本知识和基本概念、强化应用和临床合理用药为教学重点。

教学基本要求：学生应掌握护理学导论基本知识和基本概念，将护理学导论应用于临床护理实践中去。

二、教学内容

章	章节内容	参考学时				教学目标	教学方法
		理论	实验	机动	合计		
第一章 绪论	1. 护理学的发展史	3		1	4	掌握南丁格尔对护理学发展的贡献；熟悉护理学的发展历程	讲解 举例 讨论
	2. 护理学的概念、内容及任务					掌握护理学的基本概念；熟悉护理学的内容及任务	
	3. 护理工作方式					掌握个案护理、功能制护理、成组护理、责任制护理、综合护理的方法，优点及缺点	
	4. 护士的素质					掌握护士素质的基本内容；了解护士素质概述	
第二章 健康与疾病	1. 健康	2			2	掌握健康的概念；掌握影响健康的因素；熟悉亚健康状态及影响	总结归纳 分组讨论 讲解 举例
	2. 疾病					掌握疾病的概念；熟悉疾病的影响；了解疾病发生的原因	
	3. 健康促进与护理					掌握健康促进的概念；熟悉健康促进的策略	

续表

章	章节内容	参考学时				教学目标	教学方法
		理论	实验	机动	合计		
第三章 人的成长与发展	1．成长与发展的概述	2			2	熟悉人的成长与发展的相关概念	讲解 举例 讨论
						掌握成长与发展的基本规律及影响因素； 熟悉成长与发展的基本内容	
	2．成长与发展的相关理论					掌握成长与发展理论在护理中的应用； 熟悉弗洛伊德的性心理发展学说； 熟悉皮亚杰的认知发展理论	
第四章 人的基本需要	1．需要概述	2			2	掌握需要的概念及分类； 熟悉影响需要满足的因素	讲解 举例 讨论
	2．与需要相关的理论					掌握马斯洛的人的基本需要论； 掌握需要论在护理中的应用；熟悉凯利希的人类基本需要层次论	
第五章 压力与适应	1．概述	3		1	4	掌握压力、压力源与适应的概念； 熟悉压力对健康的影响	讲解 举例 讨论 角色扮演
	2．与压力有关的理论 3．个体对压力的应对					熟悉塞利的压力与适应理论； 熟悉霍姆斯和拉赫的生活变化与疾病学说； 掌握适应的概念； 掌握压力理论在护理中的应用	
第六章 评判性思维与循证护理	1．评判性思维	3		1	4	掌握评判性思维的概念； 掌握评判性思维在护理中的应用； 熟悉评判性思维的特点	讲解 举例 讨论 总结归纳 分组讨论
	2．循证护理					掌握循证护理的相关概念； 熟悉循证护理的意义； 了解循证护理的发展	

续表

章	章节内容	参考学时				教学目标	教学方法
		理论	实验	机动	合计		
第七章 护理程序	1．概述	8	2		10	掌握护理程序的概念； 熟悉护理程序对护理实践的指导意义； 了解护理程序的发展史	总结归纳 分组讨论 讲解 角色扮演
	2．护理评估					掌握护理评估的概念和方法； 掌握收集资料、整理资料的方法	
	3．护理诊断					掌握护理诊断的定义、组成； 掌握护理诊断的步骤； 掌握护理诊断的陈述方法； 掌握护理诊断与医疗诊断的区别； 掌握护理诊断书写的注意事项； 熟悉护理诊断的类型； 熟悉合作性问题	
	4．护理计划					掌握护理计划的排列顺序； 掌握护理目标的设定方法； 熟悉制订护理措施的方法	
	5．护理实施					掌握护理实施的过程； 掌握实施过程的注意事项	
	6．护理评价					掌握护理评价的方式、内容； 熟悉护理评价的步骤	
第八章 护理工作中的人际沟通与健康教育	1．护理工作中的人际沟通	3	1		4	掌握人际沟通的概念； 掌握护理工作中的人际关系； 掌握护理工作中人际沟通的技巧； 了解人际沟通的要素、种类	讲解 举例 讨论 总结 归纳 分组 讨论 角色 扮演
	2．健康教育					掌握健康教育的概念及意义； 掌握健康教育的方法	
第九章 多元文化与护理	1．文化概述	4			4	熟悉文化的概念、分类及构成； 掌握文化休克的概念及原因； 掌握文化休克的分期及表现	讲解 举例 讨论 总结 归纳 分组 讨论 角色 扮演
	2．雷宁格的跨文化护理理论					掌握跨文化护理模式； 熟悉跨文化护理理论的相关概念	
	3．多元文化与护理					掌握跨文化护理的实施； 了解多元文化背景对护理的影响	

续表

章	章节内容	参考学时				教学目标	教学方法
		理论	实验	机动	合计		
第十章 护理工作中的伦理与法律	1. 护理与伦理	3		1	4	掌握护理伦理相关概念； 掌握护士执业中的伦理原则； 掌握护理人员的权利和义务； 掌握病人的权利和义务； 了解护理伦理学的意义	讲解 举例 讨论角色扮演
	2. 护理工作中的法律法规					掌握法律的基本概念及特征； 掌握卫生法的概念及特征； 掌握护士条例相关内容； 掌握医疗事故处理法律制度； 熟悉法律的分类及功能； 熟悉护理立法的意义与基本原则	
累计学时		33		7	40		

三、说明

本大纲主要适用于高等护理职业教育高职高专学生使用。将教学内容分为掌握、熟悉、了解三个层次。教学方法可通过讲述、举例、分析、讨论及角色扮演等多种形式进行。各位老师可根据各学校实际情况酌情参考、灵活运用。

参考文献

[1] 李小妹．护理学导论．2版．北京：人民卫生出版社，2008．
[2] 冯先琼．护理学导论．2版．北京：人民卫生出版社，2006．
[3] 姜安丽，范秀珍．护理学导论．北京：人民军医出版社，2004．
[4] 姜安丽．新编护理学基础．4版．北京：人民卫生出版社，2006．
[5] 李小寒，尚少梅．基础护理学．北京：人民卫生出版社，2006．
[6] 赵同刚．卫生法．北京：人民卫生出版社，2001．
[7] 彭幼清．护理学导论．2版．北京：人民卫生出版社，2006．
[8] 傅华．预防医学．5版．北京：人民卫生出版社，2008．
[9] 王英荣等．健康促进生活方式及研究进展．中华护理教育，2010，7（7）：328-330．
[10] 杨丽黎等．护士在健康促进中的作用．护理与康复，2007，6（12）：805-807．
[11] 2012全国护士执业资格考试指导．北京：人民卫生出版社，2011．
[12] 曹志平．护理学导论．北京：人民卫生出版社，2004．
[13] 刘喜文．护理学导论．北京：人民军医出版社，2007．
[14] 姚蕴伍．护理学基础．上海：同济大学出版社，2008．
[15] 李树贞．现代护理学．北京：人民军医出版社，2003．
[16] 何国平．实用护理学（上册）．北京：人民卫生出版社，2002．
[17] 马骁．健康教育学．北京：人民卫生出版社，2004．
[18] 熊蕊，秦军，陈荣凤．护理学导论．武汉：华中科技大学出版社，2011．
[19] 周更苏，刘莉华．护理学基础．西安：第四军医大学出版社，2009．
[20] 亚伯拉罕·马斯洛．动机与人格．北京：中国人民大学出版社，2007．
[21] 亚伯拉罕·马斯洛．马斯洛人体哲学．北京：九州出版社，2003．
[22] 史宝欣．多元文化与护理．北京：高等教育出版社，2010．
[23] 胡雁，李晓玲．循证护理的理论与实践．上海：复旦大学出版社，2007．
[24] 李如竹．护理学导论学习指导和习题集．北京：人民卫生出版社，2010．